बैच फ्लावर रैमेडीज के विशेष नुस्खे

बैच फ्लावर रैमेडीज के विशेष नुस्ख़े

दर्शन सिंह वोहरा

बी. जैन पब्लिशर्स (प्रा.) लि.
USA — Europe — India

बैच फ्लावर रैमेडीज़ के विशेष नुस्खे

प्रथम संस्करण: 2000
17वाँ पुनः मुद्रण: 2025

प्रकाशक का सुझाव

इस पुस्तक में वर्णित सूचना का उद्देश्य चिकित्सकीय सलाह को प्रतिस्थापित करना नहीं है। कोई भी व्यक्ति जिसे चिकित्सकीय देख-रेख की आवश्यकता है उसे एक योग्यता प्राप्त चिकित्सा से सलाह अवश्य लेनी चाहिए।

प्रकाशक: कुलदीप जैन

बी. जैन पब्लिशर्स (प्रा.) लि.
1921/10, चूना मण्डी, पहाड़गंज, नई दिल्ली - 110 055, भारत
दूरभाष: 91-11-4567 1000, फैक्स: 91-11-4567 1010
ई-मेल: info@bjain.com वेबसाईट: **www.bjain.com**

ISBN 978-81-319-0030-7

भूमिका

आज कल बाजार में सभी दवाइयों के मिश्रण विशेष उपलब्ध हैं — चाहे वो होम्योपैथी हो या बैच फ्लावर दवाइयां हों या फिर ऐलोपैथी ही क्यों न हो। बैच फ्लावर रैमेडीज में मरीज की असाधारण रूचियों के आधार पर एक से अधिक दवाइयां एक समय पर देनी पड़ती हैं।

यह दवाइयां चाहे अलग-अलग दी जायें या इकट्ठी मिश्रण के रूप पर एक जैसा ही असर करती हैं।

मिश्रण के रूप में दवा देने में सहूलियत अधिक रहती है।

जैसे कि एक मरीज को चार दवाइयां दिन में तीन बार देनी हो, और प्रत्येक दवा की चार बूंदें प्रति खुराक है तो एक बार में 16 बूंदें दवा देनी पड़ेगी। यदि चार दवाइयों का मिश्रण हो तो एक बार में एक खुराक के लिए कुल चार बूंदे दवाई एक बार देनी पड़ेगी।

अपने पिछले 25 सालों में मैंने लाखों केस बैच फ्लावर रैमेडीज से ठीक किए हैं। उस तजुर्बे के आधार पर मैंने कुछ ऐसे मिश्रण तैयार किए हैं जो भिन्न-भिन्न बीमारियों में हर समय काम आते हैं।

किताब में तकरीबन 21 मिश्रण दिए गए हैं व किताब के आखिर में लगभग 200 केस दिए गए हैं जिनका इन मिश्रणों से उपचार किया गया था।

चूंकि हर पुराने रोग में नीचे लिखी बातों में से एक से अधिक तकलीफें तो मौजूद होती हैं इस कारण ये मिश्रण तैयार किए गए थे :

(1) तकलीफ का बार-बार उभरना या मन में बार-बार ख्याल आना या हर समय बीमारी के बारे में सोचते रहना।

(2) बीमारी की पुरातनता (Chronicity) या विरासत (Heredity) जिसको दूर करना बहुत कठिन होता है।

(3) डर या खौफ रहना।

(4) किसी अनचाही (Undesirable) चीज़, बीमारी, दर्द, ख्याल या चेतना (Sensation) से छुटकारा पाने की इच्छा रहती है।

(5) उदासी (Depression), नकारात्मक विचार (Negative thoughts).

(6) घृणा (Hatred), ईर्ष्या (Jealousy) व मंद भावना।

(7) उतावलापन, बेसब्री

(8) बर्दाशत के बाहर दर्द - शारीरिक या मानसिक

(9) कमजोरी - शारीरिक या मानसिक

(10) आत्म विश्वास की कमी।

इन दवाइयों के मिश्रण बहुत सारी पुरानी बीमारियों में काम में आते हैं फिर भी कभी-कभी किसी नुस्खे में एक-दो दवाएं और मिलानी चाहिए जैसे (व्हाइट चेस्टनट + वालनट) बहुत सारी पुरानी बीमारियों का खास नुस्खा है, चाहे वह पुरानी खांसी हो या सर्दी जुकाम या खारिश। मगर मरीज के मन में डर हो तो उसके नुस्खे में मिमुलस मिलानी पड़ेगी। यों उसका नुस्खा तीन दवाइयों का (व्हाइट चेस्टनट + वालनट + मिमुलस) का मिश्रण बनेगा।

मेरी पुस्तक "बैच फ्लावर रैमेडीज फटाफट इलाज" में ऐसे 300 केस दर्ज हैं जिनमें इन दवाइयों के मिश्रण मरीजों को दिए गए थे। इस किताब में भी 200 ऐसे और केस लिखे हैं जिनमें बैच फ्लावर रैमेडीज के मिश्रण मरीजों को दिए थे।

वैसे तो किसी बीमारी के नाम का होम्योपैथिक या फ्लावर रैमेडीज द्वारा इलाज में कोई महत्व नहीं किंतु जब बहुत से मरीज एलोपैथिक डाक्टरों से इलाज करवा के आते हैं तो उनको बीमारी के नाम, अस्पताल में हुए टेस्ट व अंग्रेजी दवाइयों के नाम की भली प्रकार पता होते हैं। वह अपनी बीमारी की जानकारी उसके नाम से ही देते हैं। आम डाक्टर, चाहे वह एलोपैथ हो या कोई और वह बीमारी को नाम से जानता है। इसलिए प्रस्तुत पुस्तक में बीमारी के नाम के अनुसार दवा का नुस्खा लिखा गया है। मरीजों को इन दवाइयों के सेवन से बहुत लाभ हुआ है। मुझे पूरा विश्वास है कि ये दवाइयां सब के लिए लाभदायक सिद्ध होंगी।

डा० डी०एस० वोहरा
गोल्ड मैडलिस्ट
F-2/26 माडल टाऊन-I
दिल्ली-9

दूरभाष : 7114027
7454823

दिनांक : 29.2.2000

अनुक्रमणिका

उदासीनता–मानसिक तनाव (Mental Tension)

आजकल की भागदौड़ की जिंदगी में आम मनुष्य परेशान है, कोई पीछे रह गया तो उदास है तो कोई और आगे न बढ़ सका इसलिए परेशान है। कोई अपने दु:ख से दुखी है तो कोई दूसरे के सुख से दुखी है।

ऐसी मानसिकता को सुधारने वाली दवाएं (Basic Combination) :-

(जेन्सियन + व्हाइट चेस्टनट + वालनट + मिमुलस)

इस मिश्रण में अन्य दवाएं भी मिलानी पड़ेंगी अगर :-

पछतावा हो तो	–	पाइन
दो चित वाला हो तो	–	स्कलरेन्थस
आशाहीनता	–	गौर्स
पिछली भूलों की याद रहे	–	हनीसकल
बिना कारण उदासीनता	–	मसटर्ड
जरूरत से ज्यादा उत्साह, हद से ज्यादा काम करें	–	वरवेन
ईर्ष्या व द्वेषभाव हो तो	–	हॉली
जल्दीपन गर्म मिजाज हो	–	इम्पेशेन्स
डर, बिना कारण के	–	एस्पन
कोई सदमा, मानसिक या शारीरिक कारण हो तो	–	स्टार आफ बेथलम
आत्म विश्वास की कमी	–	लार्च

पुरानी उदासी का कारण कोई पछतावा हो तो :-

(जेन्सियन + व्हाइट चेस्टनट + वालनट + मिमुलस + पाइन) होगा।

बच्चे अपनी पुरानी तकलीफ को चुपचाप सहते रहते हैं। उनके अंदर दुख दर्द दूर करने की भावना नहीं जागती। उनके लिए कोई भी बीमारी जो मौसम की तबदीली के साथ बढ़ती घटती है जैसे रेशा, जुकाम, बुखार, चर्म रोग इत्यादि, उसका नुस्ख़ा है :

(व्हाइट चेस्टनट + वालनट + एग्रीमनी)

उदाहरण : एक 5 साल का बच्चा पिछले तीन साल से सांस की तकलीफ का शिकार था। उसकी बीमारी खानदानी थी। जब बच्चे को सांस की तकलीफ का दौरा पड़ता तो देखने वालों को उसकी हालत पर तरस आता परन्तु बच्चा उसको चुपचाप सहता रहता किसी से शिकायत नहीं करता। बाकी समय आम बच्चों की तरह हंसता खेलता व खुश रहता।

(व्हाइट चेस्टनट + वालनट + एग्रीमनी) का मिश्रण दिन में तीन बार लगातार देने से उसकी तकलीफ लगातार घटती गई। अगले मौसम बदलने पर उसको कोई दौरा न पड़ा।

कोई बीमारी जो खानदानी हो या मौसम की तब्दीली से बढ़े-घटे या आयु के आधार पर शारीरिक परिवर्तन के कारण जैसे दांत निकलने के समय, माहवारी चालू या खत्म होने के समय या गर्भ के समय इत्यादि हो तो छुटकारा पाना काफी मुश्किल है। मरीज हर हालत में इससे छुटकारा पाना चाहता है इसके लिए दवा है :-

(व्हाइट चेस्टनट + वालनट + क्रेब ऐपल)

उदाहरण : गौतम को छींकों की बड़ी पुरानी बीमारी थी। जैसे सितम्बर-अक्टूबर के महीने में मौसम बदलता। उसे सुबह ही अनगिनत छींकें आती। अंग्रेजी इलाज से तुरंत आराम आ जाता। परन्तु बीमारी पुरानी होती गई व उसके मन में डर बैठ गया कि कहीं यह तकलीफ दीर्घ रोग न बन जाये।

एक मित्र ने कहा कि पुराने सर्दी, जुकाम की समस्या अस्थमा भी बन सकती है, उसका डर और पक्का हो गया। वह इस तकलीफ से हमेशा के लिए पीछा छुड़ाने के लिए मेरे पास दवा लेने आया। उसको (व्हाइट चेस्टनट + वालनट + मिमुलस + क्रेब ऐपल) का मिश्रण तीन बार हर रोज लेने के लिए कहा। कोई ऐसी पुरानी बीमारी या तकलीफ जो बार-बार लौट आये परन्तु जिसकी मरीज कोई परवाह न करे, अर्थात् जब तकलीफ हुई तो उसकी दवाई ले ली। न उसकी कोई चिंता है न ही उस बीमारी को छुटकारा पाने की चाहत ही करता है। मन में किसी किस्म की परेशानी नहीं रखता और न ही उस तकलीफ के बारे में कुछ सोचता है तो ऐसे मरीज को (व्हाइट चेस्टनट + वालनट) मिश्रण दिन में तीन बार देना चाहिए।

उदाहरण : अरविन्द जब सुबह सैर करने के लिए फूलों की क्यारी के पास से निकलता, उसका जी कच्चा होने लगता, खांसी भी आती परंतु उसने न तो सैर करनी छोड़ी और न ही सैर करने का रास्ता ही बदला। न ही उसने चाहा कि इस एलर्जी से उसकी जान छूटे इस समस्या को वह जिन्दगी का हिस्सा समझ कर चलता गया। उसको (व्हाइट चेस्टनट + वालनट) का मिश्रण बना कर दिया व तीन बार रोज खाने का सुझाव दिया। दो महीने के बाद उस की यह एलर्जी खत्म हो गई।

कोई नई बीमारी या तकलीफ जो बार-बार आये व मरीज उससे छुटकारा पाना चाहे तो उसको (व्हाइट चेस्टनट + क्रेब एप्पल) दवा तीन बार रोज देनी चाहिए।

रणजीत को पिछले आठ दिनों से जुकाम के कारण बुरा हाल था। होम्योपैथी की दवाइयां - एकोनाइट, आरसनिक, मर्क साल दी गई परन्तु कोई आराम न आया। वह बहुत परेशान था, इस तकलीफ से छुटकारा पाना चाहता था। (व्हाइट चेस्टनट + क्रेब एप्पल) का मिश्रण दिन में चार बार लेने से दो दिन में आराम आ गया।

थोड़े दिन बाद उसने इच्छा प्रकट की कि ऐसी दवाई दी जाये जिससे यह तकलीफ हमेशा के लिए खत्म हो जाये। उसे (व्हाइट चेस्टनट + वालनट + क्रेब एप्पल) का मिश्रण तीन बार रोज लेने के लिए कहा। कोई तकलीफ जिसमें किसी चीज का डर लगा रहे व बार-बार डर वाले ख्याल आते रहें उस अवस्था के लिए मिश्रण (व्हाइट चेस्टनट + मिमुलस) है।

उदाहरण : जब बोर्ड का इम्तिहान नजदीक आया तो मोना बहुत घबराई कि इम्तिहान की तैयारी पूरी नहीं हुई। फेल होने का डर दिल में बैठ गया। दिन रात यही सोचती कि इम्तिहान में अच्छे नम्बर न मिले तो आगे कालेज में दाखिला कैसे मिलेगा। माता-पिता को क्या जवाब देगी। उनके डांटने के बावजूद भी वह ज्यादा समय टी०वी० के सामने गुजारती रही। डर के ख्याल हर समय दिमाग में रहते, वह घबराहट में पढ़ नहीं सकती थी। (व्हाइट चेस्टनट + मिमुलस) का मिश्रण तीन बार रोज लेने से उसका दिमाग शांत हो गया।

पुरानी कब्ज :

पेट साफ होने में बहुत देर लगना। अर्थात् शौच में देर लगना। (व्हाइट चेस्टनट + वालनट + स्कलरेन्थस) इसके अलावा मरीज़ की मानसिक स्थिति के अनुसार दवाई जरूरत के मुताबिक मिलाई जा सकती है।

उदाहरण : बबलू को शौच जाने में कम से कम आधा घंटा लगता जिससे परिवार के लोग बहुत परेशान होते। पाखाने में उसे अखबार या मैग्ज़ीन पढ़ने की आदत थी। जब बाहर से कोई दरवाजा खटखटाता तो उसको बहुत क्रोध आता। उसको (व्हाइट चेस्टनट + वालनट + स्कलरेन्थस + इम्पेशेन्स) दवाइयों का मिश्रण दिन में तीन बार लेने के लिए कहा। पुरानी असह्य दर्द चाहे वह सियाटिका हो, माइग्रेन हो, जोड़ों का दर्द या दांत दर्द, उसके लिए

खास मिश्रण (व्हाइट चेस्टनट + वालनट + चैरीप्लम) है। इसमें जरूरत के मुताबिक और दवाई मिलाई जा सकती है।

उदाहरण : अनिता के दांत में बहुत दर्द था। दांत के डाक्टर ने उसे नस का इलाज (nerve treatment) कराने का सुझाव दिया। परन्तु पिछले तीन महीने से अनिता दर्द निवारक (Pain Killer) गोलियों से काम चला रही थी। अब दर्द बहुत बढ़ गया तो डाक्टर ने कहा कि दांत निकालना पड़ेगा परन्तु दांत की जड़ में मवाद पड़ चुकी थी। जब तक वह दवाई से सूख नहीं जायेगी तब तक दांत नहीं निकाला जा सकता है। अनिता बहुत घबराई, वह दांत को तुरन्त निकलवाना चाहती थी क्योंकि देरी करने से साथ वाले दांतों में भी मवाद जा सकती थी। उसे (व्हाइट चेस्टनट + वालनट + चैरीप्लम के साथ क्रेब एप्पल + मिमुलस) पांच दवाइयों का मिश्रण बना दिया।

पुराना सर्दी, जुकाम, खांसी :

जब किसी मरीज को बार-बार सर्दी जुकाम, खांसी व छींकें आदि हो और चाहे यह तकलीफ खानदानी हो या न हो परन्तु हर मौसम बदलने पर रोग का आक्रमण हो जाये व मरीज इस दुख से छुटकारा पाने के लिए दवाई मांगे तो खास मिश्रण है (व्हाइट चेस्टनट + वालनट + क्रेब एप्पल)। इसमें जरूरत के मुताबिक और दवाई मिला सकते हैं।

उदाहरण : राहुल को पिछले 7 साल से सर्दी जुकाम की तकलीफ थीं जब भी मौसम बदलता उसे जुकाम, खांसी, छींके, सिर दर्द हो जाता। वह अंग्रेजी दवा से जुकाम को दबा देता। उसके एक मित्र ने कहा कि बार-बार जुकाम को दबाने से खतरनाक परिणाम हो सकते हैं जैसे अस्थमा, टी०बी० जैसी घातक बीमारी हो सकती है। तो उसे बहुत डर लगा। वह इस बीमारी को जड़ से खत्म करने के लिए होम्योपैथिक इलाज के लिए आया। उसको (व्हाइट चेस्टनट + वालनट + क्रेब एप्पल) के साथ मिमुलस दवाई मिला कर चार दवाइयों का मिश्रण बना दिया।

आकस्मिक दुर्घटना :

डा० बैच ने बड़ी सूझबूझ से रेस्क्यू रैमेडीज मतलब छुटकारा दिलाने वाली दवा तैयार की जो किसी अचानक दुर्घटना या अचानक तकलीफ में बड़ी कारगर सिद्ध हुई। यह दवाई किसी इलाज में, किसी भी संकट में काम आने वाली पहली दवाई (First Aid Remedy) है जिसके तुल्य कोई दवाई नहीं है। यह पांच दवाइयों का मिश्रण है :-

(1)	स्टार आफ बैथलम	(अचानक झटका)
(2)	राक रोज़	(घोर डर, खतरा)
(3)	क्लीमेटस	(होश खो देना)
(4)	चेरीप्लम	(बहुत पीड़ा, मानसिक या शारीरिक)
(5)	इम्पेशेन्स	(जल्दीपन, बेसब्री)

किसी भी अचानक सदमें में यही पांच विकार मन, बुद्धि को दूषित करते हैं।

उदाहरण : मैं एक दिन के लिए मित्र के घर लुधियाने में ठहरा। रात 10.30 बजे अचानक उसके 10 महीने के बच्चे ने रोना-चीखना शुरू कर दिया। कोई प्यार, दिलासा, दूध, खिलौना उसको चुप न करा सका। यह दर्द था, डर था या किसी कीड़े ने काटा था कुछ पता नहीं लग सका। चार गोलियां 'रेसक्यू रेमेडी' की बच्चे के मुंह में डाल दी। थोड़ी देर में बच्चा मां की गोदी में सो गया।

विद्यार्थियों का डर (Student Funk) :

परीक्षा का समय विद्यार्थियों की जिंदगी में सब से कठिन समय होता है। इम्तिहान का डर - नालायक बच्चे को फेल होने का डर, लायक बच्चे को अच्छे नंबरों का डर होता है। दूसरी समस्या यह कि जो कुछ याद भी होता है वह परीक्षा देने के समय घबराहट के कारण सब भूल जाता है। जब

पेपर देकर बाहर आता है तो सब कुछ याद या जाता है। इस दुख से छुटकारा पाने के लिए खास मिश्रण (मिमुलस + स्कलरेन्थस)। इस नुस्खे में जरूरत के अनुसार दवाई मिलाई जा सकती है।

उदाहरण : चरणजीत बड़ा लायक परन्तु बहुत भावुक विद्यार्थी था। पेपर से दो दिन पहले कालेज के लड़कों ने उसकी प्रेमिका के सामने उसकी बेइज्जती कर दी, जिसको वह सहन न कर पाया। जब भी पढ़ने बैठे तो अपनी बेइज्जती व अपनी बेबसी का दृश्य आंखों के सामने आ जाता इससे पढ़ाई से ध्यान हट जाता। उसको (व्हाइट चेस्टनट + मिमुलस + स्कलरेन्थस) का मिश्रण बना दिया।

चिंता (Anxiety) :

चिंता के तीन कारण होते हैं –

(1) किसी ख्याल का लगातार रहना या बार-बार ख्याल आना

(2) अपने लिए किसी बात का डर

(3) डर या चिंता किसी दूसरे की

चिंता के लिए खास मिश्रण (व्हाइट चेस्टनट + मिमुलस + रेड चेस्टनट)। ऊपरी मिश्रण में जरूरत के मुताबिक और दवाई मिला कर अंतिम नुस्खा तैयार किया जा सकता है।

उदाहरण : पार्वती को अपनी लड़की की बहुत चिंता थी। उसकी लड़की की शादी उसने पिछले साल की थी जो वह ससुराल में दुखी थी। लालची ससुराल वाले उसको हर समय सताते रहते थे। पिछले कुछ दिनों से उसके मन में एक अजीब किस्म का डर लगने लगा कि उसके परिवार पर कोई मुसीबत आने वाली है। इस डर का कोई कारण न था। इसके लिए उसका अंतिम नुस्खा (व्हाइट चेस्टनट + मिमुलस + रेड चेस्टनट + एस्पन) बना।

बुखार व चमड़ी विस्फोट (Eruptive Fevers) :

चेचक (Chicken Pox), खसरा (Measles), इन बीमारियों का खास मिश्रण (व्हाइट चेस्टनट + वालनट + क्रेब एप्पल)। इसमें जरूरत के मुताबिक और दवाई मिलाई जा सकती है।

उदाहरण : ज्योति को खसरे का बुखार छः दिन रहा फिर बुखार उतर गया व चमड़ी भी साफ हो गई, दाने झड़ गये, परन्तु खांसी बाकी रह गई। उसकी अंदरूनी शक्ति, खांसी को समाप्त करने में असमर्थ थी। साथ में शारीरिक कमजोरी भी महसूस करती थी, सांस चढ़ जाता था। उसको (व्हाइट चेस्टनट + वालनट + क्रेब एप्पल + सेन्टारी + आलिव) का नुस्खा तीन बार रोज लेने को दिया।

चक्कर, सिर घूमना, अस्थिरता (Vertigo) :

इस बीमारी का मरीज अस्थिर होता है, चलते समय लड़खड़ाता है, कभी गिर भी पड़ता है। परन्तु गिरने का डर हर समय रहता है। स्वयं पर से भरोसा उठ जाता है इसलिए बैच फ्लावर में उसकी मानसिक स्थिति के लिए खास मिश्रण है (स्कलरेन्थ + मिमुलस + लार्च + व्हाइट चेस्टनट)। अंतिम नुस्खे के लिए और दवाई मिलाई जा सकती है।

उदाहरण : अर्जुन को सुबह सैर करते समय चक्कर आया व वह सड़क पर गिर पड़ा। काफी चोट आई। यह बीमारी उसकी बहुत पुरानी थी, परन्तु पहले कभी गिरा नहीं था, चक्कर आने पर वह संभल जाता था। बैठ जाता व गिरने से बच जाता था। इस हादसे के बाद मन में डर बैठ गया। यह बीमारी उसकी खानदानी थी। उसका अपने आप से विश्वास उठ गया। उसने सैर करनी बंद कर दी। उसकी शक्कर बढ़ गई व वह घबरा गया। उसको (स्कलरेन्थ + मिमुलस + लार्च + व्हाइट चेस्टनट + वालनट) का मिश्रण बना दिया।

यादाश्त की कमी (Loss of Memory) :

यादाश्त की कमी का कारण दिमाग की कमजोरी भी हो सकती है। जैसे बड़ी उम्र में शरीर के सारे अंग कमजोर हो जाते हैं। दिमाग भी कमजोर हो जाता है व यादाश्त कमजोर हो जाती है। परन्तु जवानी में या थोड़ी बड़ी उम्र में जब शरीर के बाकी सारे अंग स्वस्थ होते हैं, यादाश्त के कम होने का कारण ध्यान की कमी होता है। बात सुनते समय ध्यान कहीं और हो तो बात याद नहीं रहती। इसका नुस्खा (आलिव + चेस्टनट बड़) है। अंतिम नुस्खे के लिए और दवाई मिलाई जा सकती है।

उदाहरण : डा० ए०सी० कपूर की बड़ी उम्र में स्मरण शक्ति कम हो गई। कुछ दिमाग कमजोर हो व कुछ ध्यान नहीं रहता। जिंदगी के पुराने उतार–चढ़ाव से संबंधित यादों में दिमाग उलझा रहता। कभी तो दिमाग बिल्कुल कोरा हो जाता, बात करते–करते चुप हो जाता व यह भी भूल जाते कि क्या बोल रहे थे या आगे क्या कहना है। उनको (चेस्टनट बड़ + आलिव + व्हाइट चेस्टनट) का मिश्रण दिन में तीन बार लेने के लिए कहा।

वहम, भ्रम (Delusions) :

जब किसी के मन में कोई वहम या झूठा विचार घर कर जाये तो दिमाग में ऐसे छा जाता है जैसे बरसात की काली घटा में अंधेरा हो जाता है, कुछ नहीं सूझता। वहम से ग्रसित मन हर समय उल्टे ख्यालों में उलझा रहता है व लाख समझाने पर भी इन भ्रमों से मुक्ति नहीं पा सकता। इनसे छुटकारा पाने के लिए मिश्रण है (व्हाइट चेस्टनट + क्रेब एप्पल)। जरूरत के मुताबिक इसमें और दवाई मिलाई जा सकती है।

उदाहरण : जब कृष्ण लाल ने एक कोठी बहुत सस्ती खरीदी तो वह बहुत खुश था। वह परिवार समेत कोठी में रहने के लिए गया तो उसको पता चला कि यह कोठी कई साल से खाली पड़ी थी। कोई किरायेदार भी आने के लिए तैयार नहीं था क्योंकि इस कोठी में भूत का निवास था। उसने वह

कमरा (भूत वाला) तो ताला लगाकर बंद कर दिया परन्तु उसकी पत्नी के मन में उस भूत का डर बैठ गया। कई बार तो बैठे बिठाये उसको डर लगने लग जाता कि उसके परिवार पर कोई विपत्ति आने वाली है। उसको (व्हाइट चेस्टनट + क्रेब एप्पल + मिमुलस + एस्पन) का मिश्रण तीन बार लेने के लिए बना दिया।

पुराना चर्म रोग (Chronic Skin Trouble) :

चर्म रोग, एग्ज़ीमा, खारिश, फोड़े-फुन्सी को अंग्रेजी दवा से दबाया जा सकता है परन्तु हटाया नहीं जा सकता। खास कर जब चर्मरोग पुराना या खानदानी हो या हर मौसम बदलने पर बार-बार हो जाए। इसके लिए मिश्रण (व्हाइट चेस्टनट + वालनट + क्रेब एप्पल)।

उदाहरण : बहुत सालों से हरगोविंद अपने चर्मरोग का इलाज डाक्टर से करवा रहा था। जब मौसम बदलता खारिश बढ़ जाती तो अंग्रेजी मलहम लगा लेता व ऐन्टीबायोटिक खा लेता, खारिश कम हो जाती। एग्ज़ीमे का क्षेत्र हर साल बढ़ जाता। उसे डर भी लगता पर क्या करता एक बार होम्योपैथिक इलाज भी किया तो दवा ने दबाया हुआ सारा जहर बाहर उगल दिया। दुख सहने की सीमा पार कर गया। उसे फिर अंग्रेजी दवाई लेनी पड़ी। परन्तु वह बहुत दुःखी था। जब एक मित्र ने कहा कि पुराना एग्ज़ीमा ठीक न हो तो कैंसर भी बन सकता है तो वह बहुत घबराया। उसे (व्हाइट चेस्टनट + वालनट + क्रेब एप्पल + मिमुलस) का मिश्रण तीन बार रोज लेने के लिए कहा।

डायबटीज़ - मधुमेह (Diabetes) :

इस बीमारी को असाध्य रोग समझा जाता है। डाक्टर इस रोग को सीमित रखने के लिए सारी उम्र इन्सुलिन लेने के लिए कहते हैं। खाने-पीने में मीठा बंद हो जाता है। सैर करनी भी बहुत जरूरी है। बीमारी पता लगते ही मरीज उदास हो जाता है। बार-बार उसे अपनी बेबसी का अहसास होता

है। लगातार इलाज कराने के बावजूद ये संदेह रहता है कि वह कभी ठीक भी हो पायेगा या नहीं। इस बीमारी के लिए नुस्खा है (व्हाइट चेस्टनट + वालनट + जेन्सियन)।

उदाहरण : जब हरि प्रकाश ने डाक्टर से अपनी कमजोरी व आलस की शिकायत की तो डाक्टर ने खून में 290 शक्कर पाई। डाक्टर ने कड़े शब्दों में कहा कि अगर शक्कर पर कंट्रोल न किया तो इसके परिणाम बड़े खतरनाक हो सकते हैं। अचानक बेहोशी का दौरा भी पड़ सकता है। हरि प्रकाश बहुत डर गया। डाक्टर के सुझाव के मुताबिक उसने इन्सुलिन के टीके लगवाने शुरू कर दिए। जब वह मेरे पास आया तो मैंने उसकी मानसिक दशा ठीक रखने के लिए दवाइयों का मिश्रण बना दिया (व्हाइट चेस्टनट + वालनट + आलिव + जेन्सियन + मिमुलस)।

आलस सुस्ती (Lethargy) :

सुस्ती, काम करने को मन नहीं करता, काम ढ़ीला करना चाहता है। लेटा रहे या कोई काम न करना पड़े। अगर कोई काम मजबूरी करना पड़े तो उसे लटकाये रखना। कोई काम करने से पहले ही थका हुआ महसूस करना ऐसी मानसिक दशा के लिए खास मिश्रण (हार्न बीम + स्कलरेन्थस) इसमें जरूरत के मुताबिक दवाई मिलाई जा सकती है।

उदाहरण : पुष्पा बहुत चुस्त व फुर्तीली लड़की थी परन्तु वायरल बुखार ने उसे निढाल कर दिया। मानों उसमें काम करने का साहस ही खत्म हो गया हो। जब अस्पताल से वापिस आई तो वह बिल्कुल बदल चुकी थी। किसी काम को हाथ लगाने का मन नहीं करता। घर का साधारण काम करना भी मुश्किल लगता। सुबह पलंग से उठने को जी नहीं करता था। बिना काम को हाथ लगाये ही थका महसूस करती। मगर कोई काम करती तो जल्दी थक जाती। हर काम में टालमटोल करती। इन तीन दवाइयों का मिश्रण रोज तीन बार लेने को कहा – (हार्न बीम + स्कलरेन्थस + आलिव)।

कमजोरी – शारीरिक या मानसिक (Weakness) :

शारीरिक या मानसिक कमजोरी का मतलब है – थकान, इसकी दवाई आलिव है।

शारीरिक कमजोरी – जब पूरा शरीर या शरीर का कोई भाग काम करने के बाद थकावट महसूस करे।

मानसिक कमजोरी – जब काम शुरू करने से पहले ही मन कमजोरी महसूस करे कि "मैं यह काम कर सकूंगा" चाहे काम शुरू करने पर बिना किसी थकावट के काम कर ले, परन्तु काम शुरू करने से पहले काम करने की हिम्मत ही नहीं होती, इसकी दवाई 'हार्न बीम' है।

जब शरीर में इतनी ताकत न हो कि मुख्य बीमारी दूर जो जाने के बाद छोटी-मोटी बची-खुची तकलीफ पर काबू न पा सके तो उसकी दवाई सैन्टोरी है (हार्न बीम + आलिव + सैन्टोरी)।

उदाहरण : जब हरीश टायफाइड बुखार के बाद उठा तो वह बहुत कमजोर था। बुखार तो उतर गया परन्तु थोड़ी बहुत खांसी रह गई, जल्दी थक जाता। काम करने की हिम्मत ही न करता। स्वभाव भी चिड़चिड़ा हो गया उसको (हार्न बीम + आलिव + सैन्टोरी + इम्पेसेन्स)। का मिश्रण तीन बार रोज लेने के लिए कहा।

अनिद्रा (Sleeplessness) :

अनिद्रा दो प्रकार की होती है। पहली देरी से नींद आना या नींद आती ही नहीं या नींद आ भी जाये तो जल्दी उखड़ जाती है, बार-बार थोड़ी-थोड़ी नींद आनी। खास नुस्खा (व्हाइट चेस्टनट + स्कलरेन्थस) अंतिम नुस्खे में जरूरत अनुसार और दवाई मिला लें।

उदाहरण : बंसल परिवार बड़ा सुखी था। उनके पास सुख के सब साधन मौजूद थे। अच्छा कारोबार, बंगला, कारें, स्वस्थ परिवार, कोई चिंता नहीं,

सुख की नींद सोते। एक दिन बंसल साहिब का इकलौता पोता स्कूल गया व वापिस घर न आया। कुछ गुंडे उसको स्कूल से उठा कर ले गये। हंसते खेलते बंसल परिवार में एकदम मातम छा गया। बच्चे की चिंता दिन रात खाने लग गई। नींद हराम हो गई। उनके मानसिक संतुलन को कायम रखने के लिए उनको (व्हाइट चेस्टनट + स्कलरेन्थस + मिमुलस + रेड चेस्टनट) का मिश्रण दिया। मानसिक तनाव कम होने पर नींद आने लग गई।

लत (Addictions) :

किसी नशीली वस्तु का सेवन जब लगातार कुछ समय के लिए किया जाए तो वह नशा मनुष्य के शरीर का मानो एक अंग बन जाता है। उस लत से जान छुड़ानी बहुत मुश्किल हो जाती है। नशा चाहे शराब का हो या अफीम का, चाहे सिगरेट का हो या पान पराग का, यह शरीर के लिए बहुत हानिकारक होता है फिर भी छोड़ा नहीं जाता। कोई बुरी लत जैसे जुआ खेलना, घुड़दौड़ में पैसे लगाना, इससे जान छुड़ानी भी अति कठिन होती है। जुआरी चाहे जुए में बरबाद हो जाये। किसी नशे या पुरानी बुरी लत से मुक्ति पाने के लिए मिश्रण (व्हाइट चेस्टनट + वालनट + लार्च) है।

उदाहरण : रोहित अपने छोटे से परिवार में बहुत सुखी था। 40 साल की उम्र में उसकी पत्नी का सड़क दुर्घटना में देहान्त हो गया। रोहित के लिए मानों उसकी दुनिया ही उजड़ गई। अपने छोटे से पुत्र व बुर्जुग माता-पिता का दिल रखने के लिए दिन में तो खुश रहता परन्तु रात को अपना दुःख भुलाने के लिए शराब पीता। धीरे-धीरे वह नशे का आदी हो गया। इससे छुटकारा पाने के लिए उसको (व्हाइट चेस्टनट + वालनट + लार्च + एग्रीमनी) का मिश्रण बना दिया।

सायनस (Sinusitis) :

जब पुराना सर्दी जुकाम चेहरे की खोखली हड्डी (Hollow Passage in the cheek bone) के अंदर इकट्ठा हो जाता है तो उसको सायनस

(Sinus) कहते हैं। इसके साथ रेशे का निकास बंद हो जाता है। बार-बार जुकाम लगता है, सिर भारी, सिर दर्द, नाक बंद, आंख के ऊपर बोझ या दर्द रहता है। डाक्टर आप्रेशन करने की सलाह देते हैं परन्तु एक बार आप्रेशन करवा लेने के बाद भी यह तकलीफ दोबारा हो जाती है। सायनस से छुटकारा पाने का खास मिश्रण (व्हाइट चेस्टनट + वालनट + क्रेब एप्पल)।

उदाहरण : शिवदेव को सर्दी जुकाम की बड़ी पुरानी तकलीफ थी। पिछले दस साल से आये दिन उसको जुकाम, छींके, सिर दर्द, बुखार, नाक बंद की शिकायत थी। दो बार आप्रेशन भी करवा चुका था, परन्तु तकलीफ फिर दोबारा हो जाती थी। जब वह मेरे पास इलाज के लिए आया तो उसका पहला सवाल था कि डाक्टर साहब, कब मेरी जान छुटेगी इस दुःख से? उसको (व्हाइट चेस्टनट + वालनट + क्रेब एप्पल + इम्पेशेन्स) का मिश्रण दिन में तीन बार लेने के लिए कहा।

आवाज फटना – गला बैठना (Hoarseness) :

जब किसी कारण से गला बैठ जाये, आवाज धीमी पड़ जाये या बंद हो जाये, बोलते समय आवाज फटे या ऊंची आवाज न निकल सके तो इसका कारण गले में आवाज पैदा करने वाले अंग की कमजोरी है। शरीर के किसी अंग की कमजोरी दूर करने के लिए नुस्खा (हार्न बीम + आलिव) है।

उदाहरण : भाई हरजीत सिंह सुबह 4 बजे कीर्तन का प्रोग्राम दे चुके थे। उनकी आवाज तो धीमी पड़ चुकी थी। जब उनको सारी रात के कीर्तनी दरबार में हिस्सा लेने के लिए विनती की गई तो उनको घबराहट हो गई। बार-बार यही ख्याल आये वह कैसे इस ड्यूटी को निभा सकेंगे। डर भी लगे कि गला पूरी तरह बैठ गया था आवाज निकलनी ही बंद हो गई तो क्या होगा? उनको (हार्न बीम + आलिव + मिमुलस + व्हाइट चेस्टनट) का मिश्रण एक-एक घंटे बाद खाने को कहा।

एलर्जी (Allergy) :

जब शरीर किसी चीज़ के उपयोग से किसी तरह की कोई तकलीफ हो जाये तो उसको उस चीज़ की एलर्जी कहते हैं। जिस मनुष्य को किसी चीज़ की एलर्जी हो वह उस चीज़ से हमेशा पीछा छुड़ाना चाहता है। बार-बार उसे वही तकलीफ हो जाती है। हर समय डर बना रहता है कि उससे पीछा छुड़ाना कठिन काम है। इसका खास नुस्खा (व्हाइट चेस्टनट + वालनट + मिमुलस + क्रेब एप्पल) है।

उदाहरण : शारदा बंगलौर में डाक्टरी पढ़ने के लिए गई। उसको हर बरसात के मौसम में फोड़े-फुन्सी निकलते थे। अंग्रेजी दवाइयां व मलहम से आराम आ जाता परन्तु यह उसकी मजबूरी थी उसको पता था कि इस तरह चर्म रोग को दबाने से बड़े खतरनाक परिणाम हो सकते हैं जब अपने पक्के इलाज के लिए मेरे पास आई तो उसको (व्हाइट चेस्टनट + वालनट + क्रेब एप्पल + मिमुलस) का मिश्रण लगातार खाने के लिए कहा।

कील-मुंहासे - पिम्पलस (Acne) :

व्यसंधिकाल की अवस्था में लड़के व लड़कियों के चेहरे पर छोटे-छोटे दाने निकल आते हैं। इनमें न तो खारिश होती है न ही दर्द। वे इनसे जान छुड़ाना चाहते हैं क्योंकि इनसे चेहरा अच्छा नहीं लगता। इनको हटाने के लिए बैच फ्लावर रैमेडीज में निम्न नुस्ख़ा (व्हाइट चेस्टनट + वालनट + क्रेब एप्पल) दिन में तीन बार दो।

उदाहरण : रचना अपने चेहरे से मुहांसे हटाने के लिए होम्योपैथिक दवाई मेंग म्यूर तो ले रही थी परन्तु जब उसके रिश्ते की बात चली तो उसको डर लगने लगा कि वह किस तरह अपना बदसूरत चेहरा लड़के वालों को दिखायेगी। वह चाहती थी कि जल्दी से जल्दी उसका चेहरा साफ हो जाये। उसको (व्हाइट चेस्टनट + वालनट + क्रेब एप्पल + इम्पेशेन्स + मिमुलस) का मिश्रण दिन में तीन बार लेने के लिए बना दिया। परिणाम त्वचा साफ हो गई ।

जलना या अचानक दुर्घटना (Serious Accident) :

किसी संकट में बैच फ्लावर रैमेडीज का खास व अंतिम नुस्खा रेसक्यू रैमेडीज है। यह पांच दवाइयों का मिश्रण है :

(1) स्टार आफ बैथलहम (अचानक झटका)
(2) राक रोज (घोर डर या खतरा)
(3) क्लीमेटस (बेहोशी)
(4) चेरीप्लम (शारीरिक या मानसिक पीड़ा)
(5) इम्पेशेन्स (बेसब्री)

किसी अचानक दुर्घटना में यह पांच विकार मन को दूषित करते हैं। यह दवाई पांच-पांच मिनट के अंतराल में दी जा सकती है। किसी भी संकट में यह दवाई सफल है।

जला हुआ या चोट पर रेसक्यू मलहम लगाने व दवाई खाने से तुरंत आराम आ जाता है। अगर मरीज को दंतकड़ पड़ जाये या मुंह बंद हो जाये तो रेसक्यू रैमेडीज सूंघाने से भी आराम आ जाता है। चोट या जख्म पर रेसक्यू दवाई का लोशन लगा कर जख्म को गीला रखते हैं।

सादा पानी प्याले में डाल कर कुछ बूंदें रेसक्यू तरल की डालने से लोशन बन जाता है।

भूख की कमी - बच्चों में (Loss of Appetite) :

यह आम शिकायत है कि मेरा बच्चा कुछ नहीं खाता, उसको भूख नहीं लगती है परन्तु पूछने पर पता चलता है कि बच्चा टाफियां व चाकलेट बहुत खा लेता है, आइसक्रीम, पेप्सी भी पी लेता है परन्तु आम घरेलू खुराक रोटी आदि के लिए उसे कोई भूख नहीं। रोटी, दाल-सब्जी से जैसे कोई घृणा हो। इसके लिए नुस्खा है। (विलो + हाली)

उदाहरण : रवि को खाना खिलाना घर वालों के लिए जोखिम का काम

था। घर में बनी हुई चीज़ उसे अच्छी नहीं लगती थी। बाहर से कुछ खा-पी आता उससे उसका पेट खराब हो जाता 'विलो' व 'हाली' का मिश्रण तीन बार रोज देने से उसकी भूख वापिस आ गई व घर की रोटी अच्छी लगने लग गई।

भूख की कमी – बड़ों में (Loss of Appetite) :

जब कोई बड़ा व्यक्ति यह कहता है कि उसको भूख नहीं लगती तो यह समझा जाता है क उसकी भूख मर गई है। तो इसका कारण शारीरिक तकलीफ या मानसिक हो सकती है। शारीरिक रोग चोट, खाने-पीने में बदपरहेजी, पीड़ा के कारण भूख मर जाती है।

मानसिक चोट, कोई सदमा, गहरी सोच के कारण भी भूख खत्म हो जाती है। कारण कोई भी हो इसके दो अंश होते हैं।

(1) तकलीफ का लगातार रहना या बार-बार होना।

(2) तकलीफ दूर करनी कठिन, इसका खास नुस्खा है (व्हाइट चेस्टनट + वालनट)।

उदाहरण : जब तक अजीत के पिता जीवित थे, अजीत बड़ी ऐश की जिंदगी व्यतीत कर रहा था। परन्तु एक दुघर्टना में जब उसके पिता का देहान्त हो गया तो मानों उस के सिर पर दुःखों का पहाड़ टूट पड़ा। उसकी नींद हराम हो गई। दिन रात काम की चिंता, सरकारी इन्सपेक्टरों का डर, हर समय मन में डर रहने लगा कि पता नहीं कोई मुसीबत आने वाली है उसकी भूख मारी गई। उसको (व्हाइट चेस्टनट + वालनट + मिमुलस + एस्पन) का मिश्रण तीन बार रोज लेने को कहा।

छपाकी (Urticaria) :

छपाकी एक ऐसा चर्म रोग है, जो किसी भी आदमी को किसी भी समय बिना किसी कारण के हो सकता है। चाहे इस तकलीफ का कारण

कोई एलर्जी हो, इर्द-गिर्द के वातावरण की तब्दीली है या मौसम का परिवर्तन किसी चीज़ के खाने-पीने से एलर्जी हो या पिता के खून में इस रोग का अंश हो, इसका कुछ पता नहीं लगता, परन्तु जब भी अचानक यह तकलीफ आती है तो बहुत दुखदायी होती है।

खारिश के साथ शरीर पर जगह-जगह मांस फूल जाता है, जलन होती है, घबराहट होती है व मरीज बहुत तकलीफ महसूस करता है। इससे जान छुड़ाने की इच्छा करता है। इसके लिए दो (व्हाइट चेस्टनट + वालनट + क्रेब एप्पल)।

उदाहरण : पिंकी का इम्तिहान सिर पर था। वह पढ़ाई में दिन-रात जुटी हुई थी। उसको अचानक छपाकी का दौरा पड़ा। बहुत सख्त खारिश व जलन के कारण पढ़ाई में बहुत विघ्न पड़ गया। उसका स्वभाव चिड़चिड़ा हो गया। बात-बात पर झगड़ती। उसको (व्हाइट चेस्टनट + वालनट + क्रेब एप्पल + इम्पेशेन्स) का मिश्रण दिया।

दांत निकलने (Teething) :

बच्चों के दांत निकालने का समय बहुत कठिन होता है। कोई न कोई तकलीफ लगी रहती है, कभी बुखार, कभी खांसी, कभी दस्त, कभी कोई दर्द, स्वभाव में चिड़चिड़ापन इत्यादि। इस समय होम्योपैथिक की 'कलकेरिया फास' दवाई बहुत अच्छी साबित हुई। बच्चा अपना दुख बता नहीं सकता चुपचाप सहता रहता है। इसलिए दांत निकालते समय बच्चे को इस दवाई की जरूरत होती है। (व्हाइट चेस्टनट + वालनट + एग्रीमनी)

उदाहरण : आलोक को दस महीने की उम्र में जब दांत निकलने शुरू हुए तो उसको बहुत तकलीफ थी। उसके मसूड़े सूज गये, दर्द से रोता, हर समय रोने का बहाना ढूंढ़ता, बहुत चिड़चिड़ा हो गया तो उसको (व्हाइट चेस्टनट + वालनट + एग्रीमनी + इम्पेशेन्स) का मिश्रण दिन में तीन बार लेने के लिए कहा।

रजोनिवृत्ति – माहवारी बंद होने का समय (Menopause) :

औरतों की माहवारी बंद होने का समय तकरीबन 40–50 साल का होता है। जब भी माहवारी के स्वाभाविक बंद होने का समय आता है तो औरत को बहुत तकलीफ होती है। कभी सिर दर्द, कभी बुखार, कभी शरीर का टूटना, कभी शरीर में गर्म लहर की दौड़ इत्यादि के कारण वह दुखी रहती है। यह तकलीफ तब तक खत्म नहीं होती। जब तक कि माहवारी पूरे तौर पर बंद नहीं हो जाती। होम्योपैथिक में लेक्सिज (Lachesis) 200 इसकी खास दवाई है। बैच फ्लावर में इसका नुस्खा (व्हाइट चेस्टनट + वालनट + क्रेब एप्पल) है।

उदाहरण : सुशीला जब 42 साल की उम्र में पहुंची तो उसकी माहवारी अनियमित हो गई। खून का स्राव कम ज्यादा होने लगा। हर समय खोई–खोई रहती। वह जानती है कि यह समय तकलीफ का होता है परन्तु वह जल्दी से जल्दी इस तकलीफ से छुटकारा पा ले। उसे (व्हाइट चेस्टनट + वालनट + क्रेब एप्पल + इम्पेशेन्स) का मिश्रण बना दिया।

माहवारी का दर्द (Dysmenoprohoea) :

लड़की में माहवारी शुरू होने का समय 12–14 साल है यह स्वाभाविक है। इसमें लड़की को किसी तरह की परेशानी नहीं होनी चाहिए परन्तु जाने अनजाने कारण से इस में विघ्न पड़ जाये तो यह दुःख का कारण बन जाता है। जब माहवारी के समय बहुत दर्द हो, तो यह हर महीने की एक मुसीबत हो जाती है। उसे इस क्रिया से डर लगने लगता है। बहुत सी लड़कियां इस समय में दर्द निवारक (Pain Killer) का प्रयोग करती हैं। कुछ देशी व कुछ होम्योपैथिक दवाइयां लेती है। बैच फ्लावर रैमेडीज में यह नुस्खा सफल साबित हुआ है। (व्हाइट चेस्टनट + वालनट + मिमुलस + चैरी प्लम) इस दवाई के लगातार प्रयोग से माहवारी का दर्द व उससे डर दोनों समाप्त हो जाते हैं।

उदाहरण : वीना के लिए माहवारी का समय बहुत मुश्किल होता था। हर महीने आने वाले असाह्य दर्द का डर लगता, घबराई रहती, स्वभाव में झल्लाट आ जाती व तब चैन मिलता जब माहवारी समाप्त होने को आती। इस दुख से मुक्ति पाने के लिए मैंने उसे यह नुस्खा दिया। (व्हाइट चेस्टनट + वालनट + मिमुलस + चैरी प्लम + इम्पेशेन्स)

फुन्सी (गुहेरी) (Styes) :

आंखों की पलकों पर फुन्सी निकल आती हैं। कभी उनमें पस भर जाती है व बहुत दर्द करती है। यह फुन्सियां बहुत बुरी लगती है व मरीज उनको अपने चेहरे से हटाना चाहता है। इनको हटाने के लिए नुस्खा : (व्हाइट चेस्टनट + वालनट + क्रेब एप्पल)

उदाहरण : कविता की बाईं आंख की पलक पर गुहेरी निकल आई। होम्योपैथिक दवाई स्टेफिस ग्रीमा देने से वह हट गई। फिर वह दाईंआंख पर हो गई। वह बहुत दुःखी थी। उसके रिश्ते के सिलसिले में देखने वाले आने वाले थे। वह चाहती थी कि जल्दी से जल्दी यह फुन्सी चेहरे से हट जाये ताकि आने वाले मेहमानों के सामने वह अपना चेहरा साफ दिखा सके। उसको (व्हाइट चेस्टनट + वालनट + क्रेब एप्पल + इम्पेशेन्स) का मिश्रण तीन बार रोज लेने के लिए दिया।

मस्से (Warts) :

मस्से बढ़े हुए मांस के छोटे-छोटे टुकड़े होते हैं जो मुंह या शरीर के किसी अंग पर चमड़ी से चिपके होते हैं। इनमें न दर्द होता है न खारिश। शरीर से जुड़े होने के बावजूद भी वह शरीर का अंग नहीं होते। उनको काट कर फेंक दो तब भी शरीर की किसी क्रिया में कोई फर्क नहीं पड़ता। परन्तु शरीर पर लगे हुए फालतू मांस के टुकड़े अच्छे नहीं लगते इसलिए मरीज उनसे पीछा छुड़ाने का इच्छुक होता है। होम्योपैथिक में थूजा (Thuja-1M)

दवाई सफल साबित हुई है। सप्ताह में एक बार। इस दवा के साथ कच्चा प्याज व चाय से परहेज रखना पड़ता है। डाक्टर तो इसको काट फेंकते हैं परन्तु यह फिर दोबारा निकलने शुरू हो जाते हैं। इसके लिए नुस्खा है। (व्हाइट चेस्टनट + वालनट + क्रेब एप्पल)

उदाहरण : पिंकी के चेहरे पर एक मस्सा उभरा तो डाक्टर से झट काट फेंका। वह बहुत खुश हुई कि जल्दी ही अपना चेहरा बुरा लगने से बचा लिया। परन्तु यह तसल्ली थोड़े दिन ही रही क्योंकि उसके चेहरे पर 4 और मस्से बनने शुरू हो गये। वह बहुत घबराई कि उसका चेहरा तो बहुत बदसूरत हो जायेगा। उसको (व्हाइट चेस्टनट + वालनट + क्रेब एप्पल + मिमुलस) का मिश्रण दिन में तीन बार लेने को कहा।

आंखों के आसपास काले घेरे (Dark circles round eyes) :

यह आजकल की युवा लड़कियां व अधेड़ उम्र की औरतों की आम शिकायत है कि उनकी आंखों के आसपास काले घेरे हो गये हैं। कोई कहता है कि ये केलशियम की कमी के कारण होते हैं व केलशियम की गोली खानी शुरू कर देते हैं। कई औरतें इस इलाज में भरोसा नहीं रखती व सीधे ब्यूटी पार्लर पहुंच कर इन छाइयों भरे चेहरे को ठीक करवाती हैं। इन छाइयों से शारीरिक तौर पर कोई दुख नहीं होता परन्तु अच्छी नहीं लगती इसलिए मरीज इनसे छुटकारा पाना चाहता है। (व्हाइट चेस्टनट + वालनट + क्रेब एप्पल)

उदाहरण : मीना बहुत सुन्दर थी। रंग साफ था। वह अपने रंग रूप को ठीक रखने के लिए हर समय तत्पर रहती थी। एक बच्चे के पैदा होने के बाद उसके चेहरे पर काले घेरे पड़ गये। वह बहुत घबराई। इन काले घेरों को हटाने के बहुत प्रयास किए पर वे निष्फल हो गये तो वह उदास हो गई। उसके मन में शंका हो गई कि इन काले घेरों के दाग से वह कभी भी मुक्त न हो पायेगी उसको (व्हाइट चेस्टनट + क्रेब एप्पल + जेन्सियन) का मिश्रण बना दिया।

नामर्दी (Impotency) :

जब शादीशुदा जोड़े के घर थोड़े समय बाद बच्चा न हो तो बहुत उदासी छा जाती है। अगर 2-4 साल तक औरत गर्भवती न हो तो पति के नामर्द होने का शक होने लगता है। घर वाले अपनी तसल्ली के लिए बहुत इलाज करते हैं। कई बार नर के अणु भी पूरे होते हैं फिर भी बच्चा पैदा नहीं होता। ऐसी हालत में पति-पत्नी बहुत दुखी हो जाते हैं व निराशा छा जाती है। उनका आत्मविश्वास खत्म हो जाता है, उनको डर लगने लगता है कि कहीं व बेऔलाद ही न रह जायें। इसके लिए : (व्हाइट चेस्टनट + लार्च + मिमुलस)

उदाहरण : शत्रुघ्न की शादी को अभी 1½ साल हुआ था परन्तु दिन-रात बच्चा न होने का ध्यान सताता। कभी सोचता कि वह नामर्द तो नहीं, कभी सोचता कि मेरी पत्नी बांझ तो नहीं। वैसे भी वह काम में जल्दबाजी करता था। उसे (व्हाइट चेस्टनट + लार्च + मिमुलस + इम्पेशेन्स) का मिश्रण बना दिया।

उच्च रक्त चाप (High Blood Pressure) :

स्वस्थ इन्सान का ब्लड प्रेशर 80/120 होता है। बड़ी उम्र में ब्लड प्रेशर बढ़ जाता है। भारीपन, तनाव, गम, क्रोध, खाने-पीने की बदपरहेजी या किसी और कारण से भी ब्लड प्रेशर बढ़ जाता है। कारण कोई भी हो मगर जब मरीज को पता लगता है कि उसे यह तकलीफ है वह बहुत घबरा जाता है। झट डाक्टर के पास भागता है। डाक्टर हिदायत देते हैं नमक नहीं खाना, चिकनाई नहीं खानी, खुली हवा में सैर, तनाव नहीं रखना, बहुत ज्यादा काम नहीं करना। हर हफ्ते चैक करवाना, दवाई सारी उम्र खाते रहना इत्यादि सुन कर रोगी परेशान हो जाता है। अपनी पिछली आजाद जिंदगी से एकदम इतनी पाबंदियों में कैद होने से घुटन महसूस करता है कि अब सारी जिंदगी ऐसे ही जीना पड़ेगा। (व्हाइट चेस्टनट + वालनट + मिमुलस)

उदाहरण : मनमोहन ने सुबह सैर करते हुए घबराहट महसूस की और वह बैंच पर बैठ गया। उसके साथी उसे नर्सिंग होम ले गये। ब्लड प्रेशर काफी ऊंचा था। छोटे बच्चों की चिंता, अपनी बीमारी का फ्रिक दिन रात में रहती उसको (व्हाइट चेस्टनट + वालनट + मिमुलस + जेशियन + रेड चेस्टनट) का मिश्रण बना दिया।

मोटापा (Obesity) :

मोटापा बढ़ने के कई कारण होते हैं। खानदानी खून के कारण, किसी बीमारी के कारण जैसे टाइपो थायरायड या खाने पीने की बदपरहेजी (ज्यादा खाना, कसरत न करना)। कुछ औरतें अपनी रूपरेखा का बहुत ख्याल रखती हैं। वह अपने कद के मुताबिक ठीक वजन का अंदाजा लगाती रहती हैं। दूसरों को उनके डाक्टर वजन कम करने का आदेश देते रहते हैं परन्तु (1) हर हालत में मरीज अपना फालतू वजन घटाना चाहता है। (2) अपनी जीवन चर्या, खाना-पीना, आदतों की तब्दीली बहुत मुश्किल होती है। (3) अपने मोटापे का मन में डर होता है। उसके और बढ़ जाने की लगातार चिंता लगी रहती है। (व्हाइट चेस्टनट + वालनट + मिमुलस + क्रेब एप्पल)

उदाहरण : जब साक्षी को अपने कपड़े तंग लगे तो उसे चिंता होने लगी कि वह मोटी हो रही है। अगर उसने अपनी सुंदरता कायम रखनी है तो उसको अपना फालतू वजन घटाना होगा। उसको (व्हाइट चेस्टनट + वालनट + मिमुलस + क्रेब एप्पल) का मिश्रण दिन में तीन बार लगातार लेने के लिए कहा।

बवासीर (Piles) :

जब मलद्वार के अंदर खून की नाड़ी में खून इकट्ठा हो जाये और वह सूज जाये तो पाखानें का रास्ता रूक जाता है। पाखाना करते समय दर्द होता है, इसको बवासीर कहते हैं।

बादी बवासीर में दर्द होता है परन्तु शौच करते समय खून नहीं निकलता। खूनी बवासीर में मलद्वार से खून निकलता है। बवासीर चाहे बादी हो या खूनी, काफी दुखदायी होती है। मरीज इससे जान छुड़ाना चाहता है। इसके लिए नुस्खा : (व्हाइट चेस्टनट + वालनट + क्रेब एप्पल)

उदाहरण : देवी लाल को पुरानी खूनी बवासीर की शिकायत थी। पाखाना करते समय उसका काफी खून निकल जाता था। वह बहुत कमजोर हो गया व हर समय टानिक लेने की इच्छा रखता। इस बीमारी से जान छुड़ाना चाहता था, इसलिए उसने काफी इलाज किए परन्तु आराम न आया। उसको पांच दवाइयों का मिश्रण बना दिया। (व्हाइट चेस्टनट + वालनट + क्रेब एप्पल + हार्न बीम + आलिब)

मुंह में छाले (Stomatitis) :

मुंह में छाले हो जाने के कई कारण होते हैं जैसे बहुत तेज मिर्च मसालें का प्रयोग, पेट खराब होना, कब्ज रहना, अंग्रेजी दवाइयों की प्रतिक्रिया (reaction) इत्यादि। यह छाले मुंह के अंदर कहीं भी हों, जीभ के ऊपर या नीचे, गाल के अंदर, होंठ के ऊपर हों, काफी दुखदायी होते हैं। खाने-पीने में दर्द करते हैं। मरीज इनसे जान छुड़ाना चाहता है। नुस्खा है (व्हाइट चेस्टनट + वालनट + क्रेब एप्पल)

उदाहरण : नारायण मुंह के छालों से बहुत दुखी था। वह ठंडी-गर्म, मीठी व नमकीन कोई भी चीज खाने से लाचार था। अंग्रेजी इलाज से तंग आकर वह पिछले एक महीने से होम्योपैथिक इलाज करवा रहा था परन्तु कोई आराम नहीं आ रहा था। जब किसी मित्र ने कहा कि मुंह में छालों की पुरानी बीमारी से कैंसर भी हो सकता है तो वह बहुत घबराया व मेरे पास आने पर मैंने उसे (व्हाइट चेस्टनट + वालनट + क्रेब एप्पल + मिमुलस) का मिश्रण दिन में तीन बार लेने को कहा।

नाड़ी की सूजन – अपस्फित नाड़ी (Varicose Veins) :

जब नाड़ी में खून के वेग को नियंत्रित करने वाले वाल्व (Valve) बंद हो जाये तो नाड़ी में खून भरपूर हो जाता है और नाड़ियां सूज जाती हैं। नीले रंग की नाड़ी टांगों में साफ उभरी हुई दिखती हैं। कभी-कभी इनमें दर्द होता है। इनमें दर्द न भी हो तो भी यह देखने में बुरी लगती है। मरीज इनको दूर करने की इच्छा करता है। उसको यह भी डर रहता है कि कहीं नाड़ी फट न जाये। इसके लिए : (व्हाइट चेस्टनट + मिमुलस + क्रेब एप्पल) दें।

उदाहरण : जब ऊषा अपनी गोरी टांगों में फैली हुई नीली नाड़ियां देखती तो उसे बहुत दुख होता। उसने इस रोग को दूर करने के लिए बहुत रुपया खर्च किया। थोड़े दिन पहले वह एक हेल्थ सेंटर में झगड़ा कर आई कि उन्होंने अपने बताये समय में इस दोष को दूर न कर सके। उसकी सगाई होने वाली थी। वह इस दोष को जल्दी दूर करना चाहती थी। उसके लिए (व्हाइट चेस्टनट + मिमुलस + क्रेब एप्पल + इम्पेसेन्स) का मिश्रण दिन में तीन बार लेने के लिए कहा।

मलद्वार में चीर (Fissure in Ano) :

पुरानी कब्ज के मरीज को कई बार बहत सख्त पाखाना आता है। इतना सख्त कि इससे मलद्वार की अंदरूनी झिल्ली में चीर पड़ जाता है फिर जब भी सख्त पाखाना निकले इसमें बड़ा दर्द होता है।

डाक्टर तो आराम के लिए कोई मलहम दे देते हैं जिससे मल मलद्वार से आराम से निकले परन्तु पक्के इलाज के लिए वे हमेशा आप्रेशन ही बताते हैं। आप्रेशन से कटी हुई जगह को सी दिया जाता है परन्तु आम तौर पर दोबारा कब्ज होने पर फिर चीर पड़ जाता है। इस मरीज को पाखाना करते समय हर वक्त दर्द का डर रहता है इनको : (व्हाइट चेस्टनट + मिमुलस + चैरी पल्म)

उदाहरण : राम गोपाल पुरानी कब्ज का शिकार था। एक बार बहुत सख्त मल का शुदा निकला। उससे मलद्वार की अंदरूनी झिल्ली कट गई। उसको पाखना जाने में भी डर लगने लग गया क्योंकि उसे असहज दर्द होता था। डाक्टर ने आप्रेशन का सुझाव दिया परन्तु उसके पड़ोसी ने आप्रेशन कराने के लिए मना किया क्योंकि उसे भी आप्रेशन के बाद दोबारा यह तकलीफ हो गई थी। राम गोपाल दुविधा में पड़ गया। डाक्टर की बात माने या पड़ोसी की। उसको (व्हाइट चेस्टनट + मिमुलस + चैरी पल्म + स्केलरेंथस) का मिश्रण बना दिया।

गर्भावस्था में उल्टियां (Vomitting in Pregnancy) :

गर्भ के दिनों में पहले 3-4 महीने औरतों का जी मचलाना, उल्टी होना एक स्वाभाविक क्रिया है। इसमें चिंता की कोई बात नहीं। परन्तु यह तकलीफ देर तक रहे तो मरीज इससे छुटकारा पाना चाहता है। (व्हाइट चेस्टनट + वालनट + क्रेब एप्पल)

उदाहरण : जब सोनिया को पहली बार गर्भ ठहरा तो वह बहुत घबराई। दिन रात सूखी उबकाई आये, भूख मारी गई, कुछ खाये तो उल्टी से निकल जाये। कई बार तो इतनी जोर की उल्टी आये कि उसके मन में डर लगे कि कहीं गर्भ ही न गिर जाये। इसलिए उसे चार दवाइयों का मिश्रण बना दिया। (व्हाइट चेस्टनट + वालनट + मिमुलस + क्रेब एप्पल)

ब्रोंकाईटिस (Bronchitis) :

जब बार-बार सर्दी जुकाम खांसी लगने के कारण या मौसम की तब्दीली के कारण या किसी खाने-पीने की एलर्जी के कारण या वायुमंडल में किसी प्रदूषण के कारण सांस लेने में तकलीफ होती है इसको ब्रोनकाईटिस अर्थात् सांस लेने की तकलीफ कहते हैं। इस तकलीफ में श्वास नली अंदर से सूज जाती है। हवा का रास्ता संकरा होता है। सांस खींच कर लेना पड़ता है। मरीज को सांस रूक जाने का खतरा रहता है। इसके लिए दवाइयां हैं - (व्हाइट चेस्टनट + वालनट + मिमुलस + क्रेब एप्पल)

उदाहरण : अशोक वधवा को पुरानी खानदानी सांस की बीमारी थी। हर समय यह डर रहता कि पता नहीं किस समय तकलीफ बढ़ जाये इसलिए हर समय सांस लेने की मशीन (Inhaler) अपने पास रखता। उसे (व्हाइट चेस्टनट + वालनट + मिमुलस + क्रेब एप्पल) देने पर आराम मिल गया।

स्पांडिलाइसिस (Spondylistis) :

जब रीढ़ की किसी हड्डी में सूजन या दर्द हो जाये तो इसको स्पांडिलाइसिस कहते हैं। अगर यह दर्द गर्दन की हड्डी में हो तो इसको सरवाइकिल (Cervical) स्पांडिलाइसिस कहते हैं। अगर पीठ की हड्डी में दर्द हो तो लंबर (Lumbr) स्पांडिलाइसिस या स्लिप डिस्क (Slip Disc) कहते हैं। यह दर्द कभी लगातार होता है तो कभी रूक-रूक कर होता है। स्पांडिलाइसिस का पक्का इलाज तो दुखित अंग की कसरत ही है परन्तु इसके असह्य दर्द से मुक्ति पाने के लिए फ्लावर रैमेडीज का प्रयोग किया जाता है। (व्हाइट चेस्टनट + वालनट + चैरी प्लम)

उदाहरण : जब सतीश की गर्दन में तेज दर्द उठा, व नीचे बाईं बाजू में उतरा तो डाक्टर ने इसको सरवाइकल स्पांडिलाइसिस का नाम दिया। दर्द ठीक करने के लिए दर्द निवारक दवाइयां दे दी। पक्के इलाज के लिए हिदायतें दे दी कि सोते समय तकिया न लो; सख्त बैड पर बिना गद्दे के सोये व गर्दन की कसरत करे व बैच फ्लावर दवाइयों का यह मिश्रण दिन में तीन बार लो। (व्हाइट चेस्टनट + वालनट + चैरी प्लम)

पथरी गुर्दे में (Kidney Stones) :

गुर्दे की पथरी का कई बार पता ही नहीं लगता। यह एक तरफ पेशाब नली में टिकी रहती है व पेशाब करने में कोई तकलीफ नहीं होती। जब गुर्दे के दर्द या पेशाब की कोई तकलीफ के कारण एक्स-रे करवाया जाता है तो पथरी का पता लगता है। डाक्टर इसको आप्रेशन द्वारा निकालने का

सुझाव देते हैं। परन्तु आप्रेशन द्वारा पथरी निकाल भी दी जाये तो दुबारा पथरी हो जाने की संभावना रहती है। होम्योपैथिक दवाई बरबेरिस 1× इसके पक्के इलाज के लिए सफल दवा है। इसको लगातार दिन में तीन बार लेने से दर्द समाप्त हो जाती है व पथरी पिघल कर पेशाब के साथ निकल जाती है। जब मरीज को पथरी होने का पता चलता है तो वह घबरा जाता है व इससे छुटकारा पाने की चाहत होती है। इसके लिए (व्हाइट चेस्टनट + वालनट + क्रेब एप्पल + मिमुलस) है।

उदाहरण : जब सुरेन्द्र को गुर्दे का दर्द हुआ तो एक्स-रे करवाने पर पथरी निकली। डाक्टर ने डराया कि अभी आप्रेशन करवा लो। उसको होम्योपैथिक डाक्टर ने तसल्ली दी कि आप्रेशन के बिना भी पथरी निकल जायेगी। वह दुविधा में पड़ गया तो उसे (व्हाइट चेस्टनट + वालनट + क्रेब एप्पल + मिमुलस + स्कलरेन्थस) का मिश्रण बना दिया।

पित्ताशय की पथरी (Gall Stones) :

पित्ते की पथरी का असह्य दर्द होता है। डाक्टर उसी समय आप्रेशन का सुझाव देते हैं। पित्ते की पथरी का आप्रेशन का मतलब है पित्ता ही निकाल देना क्योंकि पित्ते के अंदर से पत्थर निकालने संभव नहीं। इसलिए पित्ता ही पथरी समेत निकाल दिया जाता है। पित्ता निकाल देने के बाद मरीज की सारी उम्र के लिए पाचन शक्ति कमजोर हो जाती है। वह चिकनी चीज़ पचा ही नहीं सकता। होम्योपैथिक में कोलेस्ट्रीनम पथरी के दर्द को तुरंत आराम देने की सफल दवाई है। इस पथरी से जान छुड़ाने के लिए और भी होम्योपैथिक दवाइयां हैं। पथरी के मरीज के मन में हर समय दर्द का डर व पथरी निकाल फेंकने का ख्याल रहता है इसके लिए : (व्हाइट चेस्टनट + वालनट + क्रेब एप्पल + मिमुलस)

उदाहरण : जब रामचन्द्र को पिछली पथरी का असह्य दर्द की याद आती तो वह कांप जाता। वह चाहता था कि जल्दी से जल्दी हमेशा के लिए इस

मुसीबत से छुटकारा पाया जाए। उसे (व्हाइट चेस्टनट + वालनट + क्रेब एप्पल + मिमुलस + इम्पेशेन्स) का मिश्रण बना दिया।

सिकरी – रूसी (Dandruff) :

जब सिर के बालों में कंघी करते समय सफेद रंग के महीन कण उड़ कर कंधों पर गिरते हैं तो बुरे लगते हैं। सिकरी के कारण सिर में खारिश हो या न हो मरीज इससे छुटकारा पाना चाहता है।

लाखों रुपये इसको दूर करने के लिए खर्च किए जाते हैं। विज्ञापन दिए जाते हैं। इसको दूर करने का नुस्खा वही है जो किसी अनचाही चीज़ को दूर करने का होता है। इसके लिए : (व्हाइट चेस्टनट + वालनट + क्रेब एप्पल)

उदाहरण : विकास 23 साल का सुन्दर नौजवान लड़का अपने बालों की सिकरी से बहुत परेशान था। जब बालों को संवारने के लिए कंघी फेरता, सिकरी उड़ कर उसके कोट के कंधों पर पड़ती। टेलीविजन में देखता व नये से नया तेल व शैम्पू लगाता। परन्तु कोई आराम न आता। उसके दुखी मन को शांत करने के लिए नुस्खा बना दिया। (व्हाइट चेस्टनट + वालनट + क्रेब एप्पल)

फुन्सी (गुहेरी) (Styes) :

आंखों की पलकों पर छोंटी–छोटी फुन्सी सूजन, कभी दर्द वाली फुन्सी, कभी बिना दर्द के फुन्सी बन जानी। इस तरह गूंहतरिक्की कई मनुष्य को तो बहुत तंग करता है। देशी इलाज में इस पर लाल सिंदूर लगाते हैं व होम्योपैथिक में 'स्टेफिसग्रीमा' व 'प्लसटिला' दवाइयां बहुत सफल साबित हुई है। इस तकलीफ को जड़ से निकालने के लिए नीचे लिखा नुस्खा दिया जाये। (व्हाइट चेस्टनट + वालनट + क्रेब एप्पल)

उदाहरण : आरती को हर थोड़े दिनों बाद आंखों की पलकों पर फुन्सी निकल आती। फुन्सी पक जाती फिर पस निकलती तब दर्द का आराम आता। होम्योपैथिक दवाई से आराम आ जाता परन्तु बार-बार की तकलीफ के कारण उसकी पढ़ाई में विघ्न पड़ता। हर समय यही डर रहता कि फिर आंख पर फिन्सी न निकल आये। उसकी तकलीफ दूर करने के लिए यह नुस्खा बना दिया। (व्हाइट चेस्टनट + वालनट + क्रेब एप्पल + मिमुलस)

डरावने सपने, सपने में चलना (Night Marer, Sleep Waking) :

जब रात को सोया हुआ मनुष्य अचानक चीख मारे या हड़बड़ा कर उठ जाये तो यह समझा जाता है कि कोई डरावना सपना आया है। कई बार इस डरावने सपने का असर थोड़ी देर रहता है व थोड़ी देर बाद व्यक्ति अपने आप सो जाता है। कभी-कभी इस डरावने सपने के असर से सोया हुआ व्यक्ति चलने लगता है व दरवाजा खोल कर बाहर निकल जाता है। कई आदमियों को तो डरावने सपने बार-बार आते हैं व रात को सपने में चलने की आदत पुरानी हो जाती है। घरवालों को ऐसे मरीज की रात को रखवाली करनी पड़ती है। इसके लिए (व्हाइट चेस्टनट + वालनट + ऐस्पन)

उदाहरण : अशोक जब भी मार-धाड़ वाली पिक्चर (Picture) टेलीविजन पर देखता वह अवश्य रात को सपने में उठ कर चलने लगता। उसको (व्हाइट चेस्टनट + वालनट + ऐस्पन + राक रोज) का मिश्रण तीन बार रोज लेने के लिए कहा।

हिचकी (Hiccup) :

साधारण हिचकी जो कभी-कभी आये उसे कोई एहमियत नहीं दी जाती। जब किसी बच्चे को हिचकी शुरू होती है तो बड़े व्यक्ति उसका ध्यान हटाने के लिए झूठमूठ की तोहमत लगा देते हैं तो बच्चे का ध्यान हिचकी से हटकर अपने पर लगी तोहमत हटाने में लग जाता है व हिचकी बंद हो जाती है। परन्तु जब यह हिचकी पुरानी बीमारी की सूरत में बदल

जाये तो इसको हटाने के लिए कई बार अस्पताल में भी दाखिल करना पड़ता है। हिचकी का खास कारण अभी तक ठीक से पता नहीं चल पाया है परन्तु यह दुखदायी क्रिया है। इसके लिए (व्हाइट चेस्टनट + वालनट + क्रेब एप्पल) दवा है।

उदाहरण : शंकर की छाती में नब्ज की गति को बढ़ाने की मशीन 14 साल पुरानी हो चुकी थी। उसको बदलवाने वह दिल्ली आया। परन्तु पिछले कई दिनों से उसको हिचकी की तकलीफ थी। हिचकी का दौरा लगातार 30–40 मिनट रहता व किसी भी समय यह दौरा भी पड़ जाता था। उसको डर लगने लगा कि आप्रेशन के समय दौरा पड़ गया तो वह मर भी सकता है। दिन–रात उदास रहने लगा तो उसको यह नुस्खा बना दिया। (व्हाइट चेस्टनट + वालनट + क्रेब एप्पल + जेंटियन + मिमुलस)

• हस्तमैथुन (Masturbation) :

साधारण स्वस्थ पुरुष या नारी में युवावस्था में कामवृत्ति की इच्छा होना स्वाभाविक है। इस इच्छा की पूर्ति के लिए लिंग भोग कुदरती तरीका है। परन्तु कई बार किसी मजबूरी से या बुरी संगत के कारण बच्चों में हस्तमैथुन की आदत पड़ जाती है। यह इतनी पक्की हो जाती है कि छुड़ानी कठिन हो जाती है। बचपन से पड़ी बुरी आदत तब भी नहीं जाती जब पुरुष का विवाह हो जाता है। हमारे समाज में यह क्रिया बुरी नज़र से देखी जाती है व व्यक्ति को यह काम बड़ा छिप कर करना पड़ता है। यह आदत तब छुटती है जब मरीज दिल से इससे छुटकारा पाना चाहता हो। इसके लिए (व्हाइट चेस्टनट + वालनट + क्रेब एप्पल + मिमुलस)

उदाहरण : गोपाल 30 साल की उम्र में 2 बच्चों का बाप था। उसकी शादी को 5 साल हो चुके थे। परन्तु बचपन से हस्तमैथुन की आदत छोड़ न सका इसलिए बहुत उदास रहता था उसको (व्हाइट चेस्टनट + वालनट + क्रेब एप्पल + मिमुलस + जेन्टियन) का नुस्खा बना दिया।

काम–शीतलता (Frigidity) :

युवावस्था में स्वस्थ पुरुष या नारी में कामवृत्ति उत्पन्न होनी कुदरत के नियम के मुताबिक स्वाभाविक है। इसकी पूर्ति के लिए संभोग की क्रिया खुशी व आनंद प्रदान करती है। परन्तु अगर किसी कारण से औरत में कामवृत्ति की कमी हो व संभोग का आनंद न ले सके तो वह काफी उदास रहती है व अपने में एक कमी महसूस करती है। अंदर से डरती है कि उसका पति अपनी कामवृत्ति की संतुष्टि के लिए किसी परायी औरत के पास न चला जाये। किसी साधारण व कुदरती चाहत से घृणा करनी *विल्लो* दवाई का संकेत है। इसके लिए (व्हाइट चेस्टनट + जेन्टियन + विल्लो + मिमुलस) है।

उदाहरण : जब अनिता व गोविन्द ने अपनी इच्छानुसार शादी की तो यह लगता था वह बहुत खुशनसीब जोड़ा साबित होगा परन्तु यह भ्रम विवाह की सुहागरात में खंडित हो गया जब अनिता में कामवृत्ति की कमी का पता लगा। अनिता डर गई उसके स्वभाव में अंतर आ गया तो उसको (व्हाइट चेस्टनट + जेन्टियन + विल्लो + मिमुलस + इम्पेशेन्स) का मिश्रण बना दिया।

बांझपन (Infertility) :

जब कोई औरत बच्चे को जन्म न सके तो उसको बांझ कहते हैं। औरत का बांझ होना एक बड़ी कमी गिनी जाती है। यह जरूरी नहीं कि बच्चा पैदा न होने में औरत का बांझ होना ही मूल कारण है। बच्चा पैदा करने में पुरुष व नारी दोनों का ठीक होना जरूरी है।

आजकल फैशन है युवक या युवती चाहते हैं कि बच्चा जल्दी न हो ताकि ज्यादा से ज्यादा समय जवानी की मौज–मस्ती कर सकें। जब 30 साल की उम्र में पहुंच कर बच्चों की चाहत करती हैं तो जल्दी बच्चा पैदा

नहीं होता। अपने इर्द-गिर्द अपनी सहेलियों के घर बच्चों की रौनक देखती हैं तो अपने अकेलेपन के माहौल में घुटन महसूस करती है वह जल्दी बच्चा पैदा होने की याचना करती है अंदर से यह भी डर रहता है कि वह बांझ ही न रह जाये। इसकी दवा है (व्हाइट चेस्टनट + जेन्टियन + मिमुलस + इम्पेशेन्स)

उदाहरण : पिंकी को जब 30 साल की उम्र में परिवार बढ़ाने का ख्याल आया तो उसे अपने पिछले किए हुए परिवार नियोजन पर बहुत पछतावा हुआ तो उसको (व्हाइट चेस्टनट + जेन्टियन + मिमुलस + पाइन) का मिश्रण बना दिया।

गंजापन (Baldness) :

सिर का गंजापन दूर करना या सिर के बाल बढ़ाने एक ऐसा विषय है जिसमें आज के युग में सब से अधिक झूट-मूठ की इश्तहारबाजी होती है। अनेक तेल, शैम्पू, साबुन बालों की देखभाल के लिए देखने में आते हैं।

बैच फ्लावर रैमेडीज किसी शारीरिक रोग या शारीरिक कमी को पूरा करने के लिए, नहीं दी जाती परन्तु किसी शारीरिक तकलीफ के कारण जो मन की परेशानी होती है यह उस परेशानी को दूर करती है जब मन शान्त होता है तो कुदरती शक्ति (Vital Force) शरीर के किसी भाग में त्रुटि को मरम्मत करने के लिए स्वतंत्र हो जाती है। गंजा मनुष्य उदास रहता है वह अपने आप को दूसरों की तरह दिखना चाहता है इसके लिए (व्हाइट चेस्टनट + जेन्टियन + लार्च) है।

उदाहरण : जब गोपाल को महसूस हुआ कि उसके सिर के बाल झड़ने शुरू हो गए हैं तो उसको डर लगने लगा कि कहीं वह गंजा ही न हो जाये क्योंकि गंजापन उसकी खानदानी बीमारी है। उसको (व्हाइट चेस्टनट + वालनट + जेन्टियन + लार्च + मिमुलस) का मिश्रण बना दिया।

सफेद दाग (Leucoderma) :

कभी-कभी शरीर की चमड़ी का रंग चितकबरा सा हो जाता है जैसे कहीं-कहीं पर सफेद दाग से पड़ जाते हैं। इनमें न खारिश होती है न दर्द। बस देखने में बहुत बुरे लगते हैं परन्तु इसका मानसिक दुख बहुत होता है। मरीज जल्दी से जल्दी इन धब्बों से जान छुड़ाना चाहता है। मरीज को हर समय यह डर लगा रहता है कि कहीं ये धब्बे और न बढ़ जायें। इसके लिए (व्हाइट चेस्टनट + वालनट + क्रेब एप्पल + मिमुलस) है।

उदाहरण : जब शान्ति देवी के ओंठ पर पहला सफेद दाग दिखाई दिया तो वह घबड़ाई क्योंकि उसकी सहेली को भी इसी तरह का एक दाग दिखाई दिया था और वह बढ़ता-बढ़ता सारे चेहरे पर फैल गया। उसका पूरा चेहरा भद्दा लग रहा था। उसने बहुत यत्न किए इस रोग को हटाने के लिए परन्तु कहीं सफलता नहीं मिली उसे (व्हाइट चेस्टनट + वालनट + क्रेब एप्पल + मिमुलस) का मिश्रण तीन बार रोज लेने को कहा।

(1)	व्हाइट चेस्टनट + वालनट	(WC + WN)
(2)	व्हाइट चेस्टनट + मिमुलस	(WC + MIM)
(3)	स्कलरेन्थस + मिमुलस	(SCL + MIM)
(4)	हार्न बीम + आलिव	(HB + OLI)
(5)	मिमुलस + लार्च	(MIM + LAR)
(6)	एस्पन + मिमुलस	(ASP + MIM)
(7)	व्हाइट चेस्टनट + मिमुलस	(WC + MIM)
(8)	व्हाइट चेस्टनट + वालनट + क्रेब एप्पल	(WC + WN + CA)
(9)	व्हाइट चेस्टनट + वालनट + मिमुलस	(WC + WN + MIM)
(10)	व्हाइट चेस्टनट + मिमुलस + क्रेब एप्पल	(WC + MIM + CA)
(11)	व्हाइट चेस्टनट + मिमुलस + लार्च	(WC + MIM + LAR)
(12)	व्हाइट चेस्टनट + इम्पेशेन्स + मिमुलस	(WC + IMP + MIM)
(13)	मिमुलस + स्कलरेन्थस + लार्च	(MIM + SCL + LAR)
(14)	विल्लो + आलिव + वाइन	(WIL + OLI + VINE)
(15)	व्हाइट चेस्टनट + रेड चेस्टनट + मिमुलस	(WC + RC + MIM)
(16)	व्हाइट चेस्टनट + चेरी प्लम + मिमुलस	(WC + CP + MIM)
(17)	हार्न बीम + आलिव + सेंटारी	(HB + OLI + CEN)
(18)	व्हाइट चेस्टनट + वालनट + चेरी प्लम	(WC + WN + CP)
(19)	स्टार आफ बेथलम + मिमुलस + लार्च	(STAR + MIM + 1AR)
(20)	एस्पन + मिमुलस + लार्च	(ASP + MIM + LAR)
(21)	व्हाइट चेस्टनट + वालनट + चेरी पल्म + मिमुलस	(WC+WN+CP+MIM)
(22)	व्हाइट चेस्टनट + वालनट + क्रेब एप्पल + मिमुलस	(WC+WN+CA+MIM)
(23)	व्हाइट चेस्टनट + वालनट + क्रेब एप्पल + चेरी प्लम	(WC + WN + CA + CP)
(24)	राक रोज + इम्पेशेन्स + क्लीमेटस + स्टार आफ बैथलम	(RR + IMP + STAR + Rescue Remedy)

मेरी तबीयत कुछ ढ़ीली है :

जब भी तबियत कुछ दिन से ढ़ीली चल रही हो तो ब्रानिया (Bry) 30 की एक खुराक लेने से तबीयत ठीक होनी शुरू हो जाती है।

एक बार मैं चाहता था कि बैच फ्लावर रैमेडीज से तबियत को ठीक करूं परन्तु बैच फ्लावर रैमेडीज में "तबियत कुछ ढ़ीली चल रही है" के निशान पर कोई दवाई नहीं मिली फिर कौन-सी दवाई ली जाये। सोचा कि तबियत ढ़ीली होने पर क्या होता है। काम करने को मन नहीं करता। अपने आपको थका हुआ महसूस करता है। इसके लिए तो 'हार्न बीम' व 'आलिव' का मिश्रण ही काफी है।

परन्तु तीन-चार दिन से तबियत ढ़ीली चल रही है। आराम नहीं आया, हो सकता है कुछ दिन और आराम न आये, यह डर भी मन के अन्दर छिपा हुआ है। इसलिए हार्न बीम + आलिव + मिमुलस का मिश्रण दिन में तीन खुराकें लेने से तबीयत ठीक हो गई।

कब्ज :

बबलू को पुरानी कब्ज की शिकायत थी। वह कमोड पर आधा घंटा बैठा रहता। मल तो रोज आ जाता पर समय बहुत लगता और कोई तकलीफ नहीं थी। जब शरीर का कोई अंग समय से काम न करे तो उसकी दवाई 'स्कलरेन्थस' है। तकलीफ पुरानी थी इसके लिए व्हाइट चेस्टनट + वालनट + स्कलरेन्थस का मिश्रण तीन बार रोज लेने से 15 दिनों बांद उसे फर्क महसूस होने लग गया।

दिल की धड़कन बढ़ जानी :

सोनिया की कभी-कभी एकदम दिल की धड़कन बढ़ जाती थी। कल शाम को सैर करते हुए सोनिया के दिल की धड़कन एकदम बढ़ गई व घबराहट हो गई तो वह बैंच पर वहीं बैठ गई, कुछ देर बाद उसके दिल

की धड़कन की गति नार्मल हो गई। यह उसकी तकलीफ का दूसरा दौरा था। उसको डर लगा कि दौरा फिर भी पड़ सकता है। मगर कहीं ऐसी जगह पर दौरा पड़ गया जहां आराम करने की भी कोई जगह न हो तो उसका क्या होगा।

बिना कारण के एकदम दिल की धड़कन बढ़ जाना या बिना कारण के दिल में दर्द होने की दवाई 'एस्पन' है। उसको मिमुलस + एस्पन का मिश्रण दिन में तीन बार लेने को कहा।

भुल्लकड़ :

हरमीत सिंह अपनी यादाश्त की कमजोरी के लिए दवाई लेने आया। उससे पूछा कि यादाश्त की कमजोरी का क्या मतलब है? तो उसने बताया कि जैसे उसके पिता ने दफ्तर की कोई फाइल लाने को कहा तो वह दफ्तर के मेज के पास पहुंच गया परन्तु वहां जाकर एकदम उसका दिमाग सुन्न हो गया तथा वह यह भी भूल गया कि वह दफ्तर किस काम के लिए आया था। इस तरह कई बार उसका दिमाग एकदम सुन्न हो जाता, वह काम पूरा किए बिना ही वापिस पहुंचता। वह स्वभाव से भी तीखा हो गया उसको 'व्हाइट चेस्टनट + इम्पेशेन्स' मिश्रण की तीन खुराक रोज लेने को कहा।

दांत का दर्द :

हरलीन कौर के दांत में असह्य दर्द था। दांत दर्द को तीन दिन हो गये थे। वह जब भी सुबह बिस्तर से निकलती दांत दर्द शुरू हो जाता व जैसे-जैसे सूरज चढ़ता, दर्द बढ़ता जाता। दोपहर तक यह दर्द तेज हो जाता व फिर घटना शुरू हो जाता। शाम तक दर्द ठीक हो जाता। दर्द दाईं दाढ़ में था। व्हाइट चेस्टनट + चेरी प्लम देने से उसको तीसरे दिन दर्द में आराम आ गया परन्तु वह चाहती थी कि उसे ऐसी दवाई मिले जिससे दर्द दोबारा न हो। उसको व्हाइट चेस्टनट + वालनट + मिमुलस का मिश्रण बना दिया। रोज तीन बार लेने को कहा।

आलसी – कामचोर :

जोगिन्दर स्वाभाविक तौर से ही बड़ी आलसी थी। कोई काम करके राजी नहीं, घर के छोटे-मोटे काम करने पर भी थक जाती। कब्ज की पुरानी शिकायत थी। सुबह उसका पेट पूरी तरह साफ न होता। वह पूरा दिन यही सोचती रहती कि उसका पेट साफ नहीं हुआ। उसको आलस (मानसिक कमजोरी) के लिए 'हार्न बीम'; थकावट (शारीरिक कमजोरी) के लिए आलिव; बार-बार ख्याल (कब्ज का) के लिए व्हाइट चेस्टनट, तीनों दवाइयों का मिश्रण रोज दिन में तीन बार एक महीना लेने का सुझाव दिया।

इन्कोरिजिबल :

वह जोड़ की वही गलतियां बार-बार करता। अंग्रेजी के पेपर में हमेशा फेल हो जाता। स्कूल का मास्टर और ट्यूटर भी तंग आ गया क्योंकि हरप्रीत की लिखने की गलती ठीक न कर सके। वह बाकी विषयों में ठीक था। खोज करने से मालूम पड़ा कि एक बार स्कूल में अंग्रेजी के सर ने हरप्रीत की पूरी क्लास के सामने बड़ी बेइज्जती की थी। उस घटना का हरप्रीत के मन पर इतना गहरा असर हुआ कि वह जब भी अंग्रेजी की किताब खोलता उसके सामने वही मास्टर की डांट-डपट का दृश्य सामने आ जाता। वह इस याद से जान छुड़ाना चाहता था उसको व्हाइट चेस्टनट (पुरानी यादें); क्रेब एप्पल (जान छुड़ाना); व चेस्टनट बड़ (वही गलती बार-बार दोहराना), इन तीनों दवाइयों का मिश्रण तीन बार रोज लेने को बना दिया।

कान में आवाजें (दिन-रात) :

बी०एस० ग्रोवर एक फोटोग्राफर थे। दिसम्बर में अति सर्दी के मौसम में ग्रोवर साहब को मोटर साइकिल पर काफी सफर करना पड़ा जबकि पहले ही उनको सर्दी जुकाम था।

छाती में सर्दी जम गई, सांस लेना मुश्किल हो गया। डाक्टर ने खूब

एन्टीबायटिक दवाई दी जिसके फलस्वरूप कानों में खुश्की आ गई। बहरेपन के साथ कानों में तरह-तरह की आवाजें आने लग गई। कभी हवा की सां-सां की आवाज, तो कभी-कभी मच्छर की भीं-भीं की आवाज या कभी सीटी की आवाज। इन आवाजों से ग्रोवर साहब का जीना हराम हो गया, न दिन में आराम न रात में चैन। सब टेस्ट नार्मल थे। सारे इलाज असफल साबित हुए। उन्हें पिछले तीन सालों से कोई आराम नहीं आया। अब तो यह डर लगने लग गया था कि तकलीफ और न बढ़ जाय। व्हाइट चेस्टनट + वालनट + क्रेब एप्पल + मिमुलस का मिश्रण बना दिया व दिन में तीन बार लेने को कहा।

पिता का विछोह न सह सकना :

जुड़वें भाई साहिब व ओंकार पिता से बहुत जुड़े हुए थे। कभी बिछुड़ने का नाम नहीं सुन सकते थे। उनकी माता ने 15 दिनों के लिए अपने मायके कलकत्ता जाने का प्रोग्राम बनाया।

वह चिन्तित थी कि अगर पिता के बिना बच्चे बीमार हो गये तो वह क्या करेगी। वह अकेली बच्चों के पिता व दादी के बिना कैसे बच्चों को संभालेगी। बच्चों को 'चिकोरी' दवाई दिन में तीन बार देनी शुरू कर दी ताकि वह पिता का विछोह सह सके।

बच्चों की माता को हार्न बीम व मिमुलस का मिश्रण बना कर दिन में तीन बार लेने के लिए कहा। 'हार्न बीम' इसलिए दी कि मरीज को काम शुरू करने से पहले ही घबराहट (मानसिक कमजोरी) शुरू हो गई। मिमुलस इसलिए दी कि उसको भविष्य का डर लग रहा था।

बुखार का बार-बार चढ़ना-उतरना :

12 दिन पहले देवराज बीमारी के कारण एक सप्ताह छुट्टी पर रहा उसका इलाज अंग्रेजी दवाइयों से होता रहा। अभी ड्यूटी पर आये हुए 10

दिन ही हुए थे कि फिर उसकी तबियत ढ़ीली हो गई, भूख मारी गई, शरीर में दर्द, ठंड की चेतना। वही चिन्ह जो पहले बीमारी में प्रगट हुए थे।

यही चिन्ह व बुखार पहले भी हर मौसम बदलने पर हो जाता है। एलोपैथिक या होम्योपैथिक इलाज से आराम तो आ जाता है फिर तकलीफ हो जाती है। वह डरता था कि यह बुखार हमेशा के लिए मेरे पीछे न पड़ जाये व इससे जान छुड़ाना चाहता था।

व्हाइट चेस्टनट + वालनट + क्रेब एप्पल + मिमुलस का मिश्रण दिन में तीन बार लेने के लिए कहा।

"ओह – मेरी (टांग) लात गई" :

गुरुबख्स कई बार रात को बिस्तर से चीख मार कर उठता "ओह मेरी टांग गई"। दाईं टांग की पेशी में, एकदम दर्द उठता व उसे बेहाल कर देता। यह तकलीफ पिछले एक महीने से शुरू हुई थी। दर्द एक मिनट से पंद्रह मिनट तक रहता। फिर कई घंटे तक हल्का-हल्का दर्द रहता। डाक्टरों ने इसे मास का दर्द कह कर टाल दिया। उसको दर्द निवारक दवाइयां दे कर दर्द ठीक कर दिया। गुरुबख्स को डर लगने लगा कि कहीं यह दर्द हमेशा के लिए पक्का न हो जाये। उसको व्हाइट चेस्टनट + चैरी प्लम + मिमुलस का मिश्रण लेने के लिए कहा। तीन खुराकों के बाद उसका हल्का-हल्का दर्द तो ठीक हो गया। तब भी उसने शिकायत की कि उसको पक्का आराम नहीं आया।

वह जल्दी आराम चाहता था इसलिए इम्पेशेन्स दवाई उसमें और मिला दी। पंद्रह दिन दवाई लेने के बाद उसको चीखी दर्द का दौरा न पड़ा।

वह लगती तो ठीक है परन्तु मानती नहीं :

श्रीमती अख्तर जान का इलाज होम्योपैथी व बैच फ्लावर रैमेडीज

से हो रहा था। उसके पूरे चिन्ह बारी-बारी से खत्म हो चुके थे। उसके पति ने यह देखा कि अब अख्तर जान बिल्कुल ठीक है, थोड़ी कमजोरी बाकी है। पर वह खुश नहीं रहती।

जब उसका बेटा-बहु अपने परिवार के साथ अलग हो गये तो उसको अपने पोतों की चिंता खाई जा रही थी कि उनको कौन संभालेगा? उनको समय से खाना कौन खिलायेगा? छोटा बच्चा है, झट दरवाजे से बाहर निकल जाता है, कौन उसकी रखवाली करेगा?....

अख्तर जान के लिए आलिव (कमजोरी के लिए) + रेड चेस्टनट (पोतों के फिकर के लिए) मिश्रण बना दिया।

चिंता व उदासी में डूबा :

मीनू हर समय चिंता व उदासी में डूबी रहती थी व बहुत कमजोरी महसूस करती है। उसकी बड़ी बहन शकुंतला कुंवारी थी। परन्तु उसकी कामवृत्ति की तीव्र इच्छा उसको पागल कर देती थी। बात-बात पर लड़ती, मार-पिटाई करती, तोड़-फोड़ करती। मीनू उसके क्रोध से बड़ा डरती थी। बूढ़े मां-बाप की चिंता थी। माता-पिता व उनकी चार लड़कियां, उनके परिवार में और कोई पुरुष सदस्य नहीं था। मीनू को हर समय रहता कि किसी समय भी कोई नई मुसीबत न खड़ी जा जाये। उसको संकट से निकालने के लिए नुस्खा तैयार किया। एस्पन + राक रोज + रेड चेस्टनट + आलिव।

अपनों से धोखा खाना :

श्री राम नारायण मल्होत्रा बहुत अच्छा मनुष्य था। मीठा बोलना, शुभचिंतक, दूसरों की मदद के लिए हर समय तैयार रहता। वह अपने परिवार विधवा मां, दो भाई व एक विधवा बहन, इन सबसे बड़ा था। वह यह समझता था कि बड़ा होने के नाते अपने छोटे बहन-भाइयों की मदद करना उसका फर्ज है, चाहे सब बहन-भाई अपने परिवार के साथ अलग-अलग

कारोबार करते, अलग-अलग रहते थे परन्तु प्रत्येक बहन-भाई की नज़र राम नारायण से ज्यादा लाभ उठाने की होती। कई बार इन बहन-भाइयों से उसने धोखा खाया परन्तु वह न सुधरा। बार-बार उन पर विश्वास करता व बार-बार धोखा खाता। ढ़लती उम्र में जब मल्होत्रा साहब को बहन-भाइयों की जरूरत पड़ी तो कोई पास न आया बल्कि उसकी बेइज्जती की। वह अपने संबंध तोड़ना चाहते थे परन्तु स्वाभाविक तौर पर अपने आप यह न कर सके। उनको

व्हाइट चेस्टनट	–	अपनी बिरादरी का ख्याल
+ वालनट	–	पुराने संबंध तोड़ने की कठिनाई
+ चेस्टनट बड़	–	बार-बार वही गलती दुहरानी

इन दवाइयों का मिश्रण बना दिया।

भूख होते हुए भी न खा सकना :

पवनदीप सिंह को कुछ दिन वायरल बुखार रहा जो अंग्रेजी दवाइयों से हट गया, परन्तु बुखार के बाद की खांसी न गई। शरीर कमजोरी के कारण उस खांसी को काबू न कर सका। एक दिन पवनदीप सिंह ने बाजार से आईसक्रीम खा ली उससे उसे दस्त लग गई। वह डर बैठ गया कि अगर कुछ खाया तो पेचिश बढ़ जायेगी इसलिए उसने खाना ही बंद कर दिया। दस्त तो बंद हो चुके थे परन्तु उसके मन में अभी भी डर कायम था इसलिए भूख लगने के बावजूद वह कुछ नहीं खा रहा था।

उसे बुखार के बाद रह गई खांसी के लिए	–	सैन्टोरी
शारीरिक कमजोरी के लिए	–	आलिव
डर के लिए	–	मिमुलस

इन तीन दवाइयों का मिश्रण बना दिया।

मानसिक तनाव से ब्लड प्रेशर बढ़ जाना :

जब श्रीमती रानी मल्होत्रा के पड़ोस में चोरी की वारदात हुई तो

पुलिस अपनी पूछताछ के सिलसिले में रानी के नौकर और ड्राइवर को भी थाने ले गई और फिर दो चार बार उनसे उल्टे-सीधे सवाल पूछते रहे। श्रीमती मल्होत्रा को डर लगने लगा कि अगर पुलिस से झूठा-सच्चा केस बना दिया और उसके नौकरों को चोरी के केस में फंसा लिया तो उसके घर का सारा सिलसिला बिगड़ जाएगा। इस परेशानी से उसको इतना मानसिक तनाव हो गया कि उसका ब्लड प्रेशर बढ़ गया।

अस्पताल में सारा चैकअप करवाने पर यह पता लगा कि उनका ब्लड-प्रेशर बढ़ने का कारण मानसिक तनाव है।

इसके लिए व्हाइट चेस्टनट + ऐस्पन + मिमुलस का मिश्रण दिन में तीन बार लेने का नुस्खा बना दिया।

खांसी ने परेशान कर दिया :

पुरुषोत्तम की खांसी ने तो सब को परेशान कर दिया। पहले ऐलोपैथिक फिर आयुर्वेदिक फिर होम्योपैथिक इलाज किए गए परन्तु कुछ समय के लिए तो आराम मिलता पर फिर खांसी शुरू हो जाती।

जब भी उस को खांसी का दौरा पड़ता तो पहले छींके आती फिर नाक से पतला पानी और फिर खांसी का दौरा। मौसम में परिवर्तन, वायुमंडल के तापमान में एकदम तब्दीली से खांसी बढ़ जाती।

एक जैसी कोई तकलीफ अगर बार-बार आए तो उसके लिए बैच फ्लावरज़ में व्हाइट चेस्टनट दवाई सफल है और जो तकलीफ हटाने में बहुत कठिनाई आए, पुरानी हो या मौसम बदलने पर हो जाए तो वालनट दवाई सफल है।

(व्हाइट चेस्टनट + वालनट) का मिश्रण पहले दिन हर दो घंटे बाद लेने के लिए कहा और फिर एक हफ्ते के लिए तीन बार रोज लेने को कहा।

रोगी परेशान :

ओमवती का इलाज हमारी डिस्पेंसरी में चल रहा था। उसकी कई तकलीफें दूर हो चुकी थीं और उसकी बाकी बीमारियों के लिए बैच रैमेडीज का मिश्रण दिया जा चुका था।

एक दिन वह डिस्पेंसरी में बहुत घबराई हुई आई और अपने दुःखों का विस्तार में बयान करना शुरू कर दिया। वह इतनी परेशान थी कि उसकी बातें कुछ समझ न आई। तकलीफों का बयान आगे पीछे, कोई अपनी तकलीफ, कोई रिश्तेदार की तकलीफ मतलब उसकी बातों का कुछ पता नहीं चल रहा था। उसको तीन खुराक स्कलरेन्थस की दी। दूसरे दिन उसकी हालत में काफी सुधार था। और वह पूछने लगी, डा० साहब मैं कब तक ठीक हो जाऊंगी।

(स्कलरेन्थस + इम्पेशेन्स) का मिश्रण दिन में रोज चार दिन के लिए बना दिया और इसके बाद उसको पुराना नुस्खा बैच फ्लावर रैमेडीज वाला इस्तेमाल करने को कहा।

बेकाबू बच्चा :

हरप्रीत एक बेकाबू बच्चा था। वह किसी तरह कंट्रोल में नहीं आता था। अपनी बात मनवाता, जो चाहता वही करता। इन्कार सुनने की तो उसकी आदत ही नहीं थी। कोई उसकी बात को टोक दे तो वह गुस्से से पागल हो जाता। एक बार उसके पिता ने उसे टी०वी० देखने से मना किया तो उसने गले में रस्सी डाल ली। हरप्रीत खुद तो दूसरे बच्चों के खिलौनों के साथ खेलता पर अपने खिलौने को किसी को हाथ न लगाने देता। अपने आप में ही मस्त रहता। बाकी बच्चों से न मिलता। जब से उसने गले में रस्सी डाली उसके घर वाले तब से उसे किसी बात पर न रोकते, पर अंदर से डरते थे कि इस आज़ादी से बच्चा बिगड़ न जाए। वह चाहते थे कि किसी तरह हरप्रीत का गुस्सा कम हो जाए ताकि उसको अच्छी-बुरी बात समझायी जा सके।

उसको चिकोरी (मतलब-परस्ती के लिए) + चैरी प्लम (बेकाबू गुस्सा) का मिश्रण लगातार दिन में तीन बार लेने को कहा।

डरे हुए ने चुप्पी साध ली :

अजीत सिंह दस साल का बहुत प्यारा बच्चा था। हंसता, खेलता, खुश रहता। अपनी क्लास में भी लायक बच्चों की लाइन में बैठता। उसका बड़ा भाई हरजीत गाने-बजाने, डिस्को का बहुत शौकीन था। टी०वी० लगाए रखता और जोर-जोर से गाने सुनता रहता। न खुद पढ़ता और न ही अजीत को पढ़ने देता। कई बार डांट खाई, कई बार बहुत मार भी पड़ी पर फिर भी वह नहीं सुधरा।

परन्तु अजीत जो बहुत सचेत (Sensative) था उससे बड़े भाई की मार बर्दाश्त न हुई और उसके दिल पर गहरा असर हुआ। भयभीत होकर उसने चुप्पी साध ली। किसी के साथ बात नहीं करता था। सारा दिन रोने का बहाना ढूंढता। किसी सवाल का जवाब न देना। जिंदगी का जैसे कोई मजा ही न रहा हो। हर वक्त मां के साथ चिपका रहे और उसके साथ ही घर में इधर-उधर घूमे।

बार-बार अपने बड़े भाई को मिली सज़ा को याद करके भयभीत हो जाता। दु:ख बर्दाश्त न कर पाता तो रोना शुरू कर देता। उसके लिए (व्हाइट चेस्टनट + राक रोज + चैरी प्लम + चिकोरी) का नुस्खा तैयार किया।

भागा ऐश करने को और गिरा पछतावे की खाई में :

जयराज 56 साल ने बड़ी मेहनत से अपना कारोबार पक्के पैरों पर खड़ा कर लिया। वह अपना बहुत सुखी पारिवारिक जीवन व्यतीत कर रहा था कि अचानक उसके मन पर यह भूत सवार हो गया कि अब उसको कुछ समय 'ऐश' की जिंदगी का भी स्वाद लेना चाहिए। एक खूबसूरत विधवा

से शादी रचा ली और उस विधवा के बेटे समेत अपने पहले परिवार को छोड़ कर दूसरी जगह रहने के लिए चला गया।

पहले 6 महीने तो बहुत ऐश की। 5–6 लाख रुपये खर्च कर नई बीवी और उसके बेटे की खुशियां हासिल की। फिर एक दिन किसी बात पर झगड़ा हो गया तो वह बड़े गम और गुस्से में अपनी पहली पत्नी के पास वापिस आ गया। उसकी पत्नी, तीनों लड़कियों और दोनों लड़कों ने उसका अच्छा स्वागत किया। परन्तु वह अपने किए पर खुद बहुत परेशान था। उदास रहता। घर से बाहर न निकलता, सुबह बिस्तर पर पड़ा रहता, उठने की हिम्मत न होती, स्वभाव में बहुत गुस्सा आ गया। उसकी मानसिक हालत ठीक करने के लिए यह नुस्खा तैयार किया।

(व्हाइट चेस्टनट + हार्न बीम + पाइन + इम्पेशेन्स)

छाती में भारीपन का अहसास :

दो दिन पहले कुलविंदर के पेट में दर्द हुआ और होम्योपैथिक दवाई से दर्द ठीक हो गया।

आज उसको छाती के अंदर भारीपन का अहसास हुआ। पहले तो उसने परवाह नहीं की और बात आई–गई हो गई। परन्तु जब यह भारीपन की चेतना टिक गई और अपने आप खत्म न हुई तो उसको चिंता लग गई कि कहीं यह कोई गंभीर बीमारी तो नहीं जो यह अभी तक कायम है। वह इस भारीपन की चेतना से जान छुड़ाना चाहती थी। उसको (क्रेब एप्पल + मिमुलस) का मिश्रण दिन में तीन बार लेने के लिए कहा। दूसरी खुराक के बाद ही उसको आराम आना महसूस हुआ, पर उसने दो दिन दवाई ली।

जब किसी इलाज से आराम न आया तो.... :

26 वर्षीय सुरेश मनचंदा – को पिछले 7 साल से पीठ में दर्द था। ऐलोपैथी, आयुर्वेदिक, होम्योपैथिक सारे इलाज इस दर्द को हटाने में असफल

रहे। सारे टेस्ट नार्मल थे। कहीं पर चोट नहीं लगी थी। दर्द का कारण क्या था यह पता न लगा।

आखिरकार ऐक्यूप्रेशर की तरफ ध्यान दिया। इस इलाज से 60 प्रतिशत लाभ हुआ फिर रूग गया और पूरा आराम न आ सका।

पिछले दिनों उसका एक दोस्त स्कूटर दुर्घटना में मर गया। सुरेश उस दुर्घटना को दिल से हटा नहीं सका। पीठ दर्द के कारण वह इम्तिहान की तैयारी न कर पाया और फेल हो गया। अब उसके आत्मविश्वास को भी बहुत ठेस लगी और उसको अपने भविष्य का डर लगना शुरू हो गया। उसके मानसिक कष्ट को दूर करने के लिए यह नुस्खा दिया।

(व्हाइट चेस्टनट + वालनट + क्रेब एप्पल + मिमुलस + लार्च)।

बच्चा रोता रहा, चुप ही नहीं हुआ :

मानसी शादी वाले घर में काम करने गई और अपना एक साल का बच्चा साथ ले गई। बच्चे ने जैसे ही रोना शुरू किया तो वह चुप ही न हुआ, बस रोता जा रहा था। कोई लालच, मार उस पर असर नहीं कर रही थी।

उसको क्या तकलीफ थी, वह क्यों रो रहा था इसका कुछ पता नहीं चल रहा था। कोई दवाई न सूझी तो रैसक्यू रैमेडी की तरफ ध्यान गयां रैसक्यू रैमेडी की चार-2 गोलियां हर 5 मिनट बाद देनी शुरू कर दी। तीसरी खुराक लेने के बाद बच्चा सो गया। रैसक्यू इन पांच दवाइयों का मिश्रण है।

(राक रोज + सटार और बीथहैलम + क्लीमेटिस + चैरी प्लम + इम्पेशेन्स)।

बार-बार हाथ धोती :

श्रीमती वीना - 43 साल की थी जब शादी हुई। वह बिल्कुल ठीक थी उसकी शादी को अब 20 साल हो चुके हैं। ससुराल में संयुक्त परिवार में 1½ साल रहने के बाद अपनी सास को देख कर उसमें भी बहुत स्वच्छता

का भूत सवार हो गया। वह जब भी किसी खाने वाली चीज़ को हाथ लगाती तो हाथों को साबुन के साथ धोती। कच्ची सब्जी को भी हाथ लगाने पर साबुन के साथ धोती।

अपनी रसोई में किसी को नहीं आने देती थी और न ही किसी को सब्जी धोने की या काटने की इजाज़त देती। बार-बार साबुन से हाथ धोने के कारण उसको खारिश शुरू हो गई और सारा दिन रसोई में खड़ा रहने के कारण घुटनों में दर्द हो गया। वह अपनी गलती जानती थी पर इस आदत को छोड़ नहीं सकती थी।

घरवाले सभी उससे परेशान हैं। जब वह इस स्थिति के परिणाम की तरफ ध्यान देती है तो डर लगता है। अपनी आदत छोड़ना चाहती है पर छोड़ नहीं सकती। उसको (वालनट + चैरी प्लम + मिमुलस + क्रेब एप्पल) का मिश्रण बना दिया।

बार-बार पेशाब जाने की जरूरत महसूस होती है :

मिसेज़ कालड़ा - 25 साल की शादी को एक साल हुआ था। एक महीना माहवारी नहीं आई। टेस्ट करने पर गर्भ की होने का पता लग गया।

उसको बार-बार पेशाब जाना पड़ता, ऐसे लगता कि मूत्राशय हर वक्त पेशाब से भरा हुआ रहता है। पेट के नीचे भी उसको हर वक्त दर्द/ खिंचाव महसूस होता।

उसको डर लग गया कि बार-बार पेशाब जाने की वजह से व पेट के दर्द से उसके गर्भ को तो कोई नुकसान नहीं होगा। इन तीन दवाइयों का मिश्रण उसको बना दिया।

1. बार-बार पेशाब जाने के कष्ट के लिए - चैरी प्लम;
2. गर्भ के नुकसान के डर के लिए - मिमुलस;
3. पेट के दर्द की चेतना को हटाने के लिए - क्रेब एप्पल।

मुझे रात को 12 बजे उठाया :

हरविंदर कौर ने मुझे रात 12 बजे उठाया। वह बहुत मानसिक तनाव में थी। उसकी बहन को किसी जरूरी आप्रेशन के लिए लुधियाना अस्पताल में दाखिल कराना था जिसकी देखभाल के लिए वे हरविंदर कौर का इंतजार कर रहे थे। वह जाना चाहती थी। पर उसकी अपनी हालत ठीक नहीं थी। पिछले 24 घंटे में पेशाब की लगातार जरूरत महसूस होने पर उसको एक बूंद भी पेशाब नहीं उतरा था। अपने आप में वह इतनी कमज़ोरी महसूस करती थी कि वह यह जिम्मेदारी लेने का साहस ही नहीं कर सकती थी। उसको तो अपनी सेहत की चिंता लगी हुई थी। उसको ऐपिस-30 (होम्योपैथिक दवाई) पानी में हर दस मिनट बाद 4 बार दी। एपिस दवाई रूके हुए पेशाब को खोलने की सफल दवाई है। और (व्हाइट चेस्टनट + हार्न बीम + मिमुलस) का मिश्रण तीन खुराकें एक-दो घंटे की गुंजाइश पर लेने फिर दवाई दिन में तीन बार लेने का सुझाव दिया।

जब भी वह दिल्ली आता, बीमार हो जाता :

जब सुलतान सिंह - 3 साल को मेरे पास लाई तो उसे 103° का तापमान था। उसकी दादी ने बताया कि वह बच्चा चंडीगढ़ में तो हमेशा राज़ी-खुशी रहता है पर जब भी वह दिल्ली आता है वह बीमार पड़ जाता है।

वह चाहती थी कि बच्चे को कोई ऐसी दवाई दी जाए जिससे उसकी यह दिल्ली वाली एलर्जी समाप्त हो जाए और बे-झिझक दिल्ली में भी रह सके।

उसको (व्हाइट चेस्टनट + वालनट) का मिश्रण बना दिया और यह मिश्रण दिन में तीन बार लगातार कम से कम 2 महीने लेता रहे।

पुरानी तकलीफ की वापसी का ज़ोर पड़ना :

पवनदीप सिंह को पेचिश की बहुत तकलीफ थी। बड़े इलाज कराने

के बाद आखिर होम्योपैथिक इलाज से वह ठीक हुई थी। एक दिन वह डिस्पेंसरी आया और कहने लगा कि आज उसको फिर बार-बार पतला पाखाना आया है और उसे गले में सूजन भी अनुभव हो रही है।

पहले भी जब उसको पेचिश की पुरानी तकलीफ थी तब भी उसकी बीमारी के यही चिन्ह थे। डर लगता कि फिर तो मुझे वह पहली वाली भयानक तकलीफ तो नहीं वापिस आ रही। उसको (व्हाइट चेस्टनट + वालनट + क्रेब एप्पल + मिमुलस) का मिश्रण रोज़ तीन बार लेने के लिए बना दिया।

बहुत साल अस्थमा का शिकार रहा :

गुनीत दो साल का था जब उसको निमोनिया हुआ और उसके बाद ही उसको सांस की तकलीफ शुरू हुई। वह बेचारा चुपचाप इस तकलीफ से पिछले 5 साल से दुःख पा रहा था। हंसता-खेलता, दुःख सहता किसी से शिकायत नहीं करता।

डाक्टरों ने बहुत तकलीफ के वक्त नेबेलाइज़र इस्तेमाल करने के लिए कहा। पक्के इलाज के लिए तो उनके पास कोई दवाई ही नहीं है। चुपचाप बिना किसी के पास शिकायत करने के दुःख सहने के लिए ऐग्रीमनी और पुरानी बीमारी जो हर मौसम की तब्दीली में बढ़ जाए उसके लिए (व्हाइट चेस्टनट + वालनट) का मिश्रण सफल नुस्खा दिया।

तीन दवाइयां - (ऐग्रीमनी + व्हाइट चेस्टनट + वालनट) का मिश्रण लगातार तीन बार रोज़ लेने के लिए सुझाव दिया।

"हाय! मेरा सिर गया" :

गुरपाल कौर - 45 साल को जब भी माइग्रेन का दौरा पड़ता तो उसके मुंह से अपने आप यही शब्द निकलता "हाय! मेरा सिर गया"।

यह बीमारी कोई नई नहीं थी - पिछले 20 साल से वह माइग्रेन का इलाज करवा रही थी। जब दर्द का दौरा पड़ता तो सिवाए कोई दर्द खत्म

करने की गोली के कोई दवाई असर न करती। किसी इलाज के साथ माइग्रेन के दौरे से बचाव का हल न निकला। गुरपाल कौर को दर्द के साथ दौरा पड़ने से पहले आने वाली मुसीबत का पता लग जाता था। कभी दिल घबड़ाता होता, तो कभी पेट में बड़ी बेआरामी अनुभव होती। (व्हाइट चेस्टनट + वालनट + चैरी प्लम + मिमुलस) का मिश्रण दिन में तीन बार लेने के लिए कहा।

30 साल की पुरानी तकलीफ – 7 दिन में आराम :

सुप्रीम कोर्ट के वकील सरदार त्रिलोक सिंह को पिछले 30 साल से घुटने में दर्द था और वह लंगड़ा कर चलता था। ऐलोपैथी, होम्योपैथी, आयुर्वेदिक सारे इलाज करवा के हार चुका था। कोई आराम न आया।

मेरे पास इलाज के लिए वह पहले नहीं आया क्योंकि वह काम में इतना व्यस्त था उसके पास वक्त ही नहीं था। पहले एक बार जब उसके कान का पर्दा फट गया तो वह बहरा हो गया और डाक्टरों ने जवाब दे दिया कि उनके पास इस तकलीफ का कोई इलाज नहीं। तब भी वह मेरे पास इलाज के लिए टाइम न निकाल सका तो यह स्पष्ट हो गया कि वह अपने काम में जरूरत से ज्यादा व्यस्त है। इसके लिए उसको (व्हाइट चेस्टनट + वालनट + वरवेन) का मिश्रण तीन बार रोज़ लेने के लिए बना दिया। एक हफ्ते बाद उसको 30 प्रतिशत आराम महसूस हुआ।

"मुझे क्यों नहीं ठीक करते?" :

यह शब्द मिस रेखा ने कहे जब वह अपनी आंख पर हुई फुंसी की दवाई लेने आई।

उसकी आंख पर गुहांजनी बार-बार हो जाती थी, दवाई लेती, आराम आ जाता। फिर हो जाती। परेशान हुई रेखा ने गिला किया, "अंकल, आप मुझे क्यूं नहीं ठीक करते। जबकि दूसरों को तो ठीक कर देते हो। मैं पिछले

तीन महीने से गुहांजनी के इलाज के लिए आ रही हूं।" रेखा की बात से यह लगा कि वह यह समझती है कि उसके साथ कोई भेदभाव किया जा रहा है।

जब दिल में भेदभाव की भावना हो – जब मरीज यह समझे कि उसके साथ ओरों से घटिया सलूक होता है तो यह विल्लो दवाई का संकेत है।

बार-बार होने वाली तकलीफ से छुटकारा पाने की इच्छा के साथ भेदभाव की भावना होने के कारण (व्हाइट चेस्टनट + वालनट + विल्लो) का मिश्रण दे दिया।

"कहलापन नहीं गया" :

हरमीत के मुंह पर छाईयां थीं साथ में वह स्वभाव का बहुत ही उतावला था।

बैच फ्लावर रैमेडीज के इलाज के साथ छाईयां जल्दी-जल्दी हट रही थीं। वह मानता था कि पहले से आराम है, पर वह जब भी मिलता यही पूछता "यह छाईयां कब खत्म होंगी" अब उसकी एक नई शिकायत शुरू हो गई, वह भूलना शुरू हो गया। कोई बात वक्त पर याद न आती। आम तौर पर समय बीतने पर याद आ जाती। उसको (क्रेब एप्पल + इम्पेशेन्स + स्कलरेन्थस) का मिश्रण तीन बार रोज़ लेने के लिए बना दिया।

वह देखने में तो बिल्कुल ठीक लगती थी :

सुरजीत कौर देखने में बिल्कुल ठीक लगती थी। बातचीत करने में भी नार्मल थी। कुछ टाइम पहले नर्सिंग होम में उसके सारे टेस्ट नार्मल निकले। कुर्सी पर बैठी हुई को किसी तरह की शिकायत नहीं थी। परन्तु अपने आप उठने की हिम्मत ही नहीं करती थी। पास में वॉकर पड़ा था वही पकडत्र कर उठती, चलती तो भी डरती कि वॉकर समेत गिर ही न पड़े। थोड़ा चलने पर थक जाती और बैठने के लिए जगह ढूंढती।

शारीरिक व मानसिक कमजोरी के साथ-2 उसके मन में आत्मविश्वास की कमी और डर भी था। उसको (हार्न बीम + आलिव + लार्च + मिमुलस) का मिश्रण बना दिया।

एक समझदार मुर्ख की शिकायत :

गायत्री अच्छी पढ़ी-लिखी और हर तरह से समझदार थी। किसी मामले का फैसला करना पड़े तो सोच-समझ कर ठीक फैसला कर सकती थी। परन्तु उसके स्वभाव में एक ही कमी थी कि उसे अपने फैसले के ऊपर विश्वास नहीं था। वह अपने मामलों के फैसलें दूसरों से करवा के खुश थी। दूसरों के पास से कभी एक के पास कभी दूसरे के पास जा कर अपने मामलों का फैसला मांगती और दूसरों के फैसले पर अमल करती। पर जब दूसरों का फैसला गलत साबित होता तो पछतावा करती। फिर उसको बहुत क्रोध आता।

एक दिन उसने बहुत दुखी हो कर शिकायत की कि उसके घरवालों को उसकी कोई कद्र नहीं। हालांकि उसने सारी उम्र उनकी बहुत सेवा की है। यह कहते हुए वह रो पड़ी। उसको (सिराटो + चैरी प्लम + चिकौरी) का मिश्रण तीन बार रोज़ लेने के लिए कहा।

उसके हाथ की पकड़ मजबूत थी :

हरगोविंद की दाईं बाजू दुर्घटना में टूट गई। डाक्टरों ने हड्डी सैट कर के पलस्तर लगा दिया। तीन महीने बाद पलस्तर खोलकर एक्स-रे कर के डाक्टरों ने तसल्ली दी कि हड्डी बिल्कुल अपनी जगह पर सीधी जुड़ी है। अब आप धीरे-धीरे इस बाजू को हिलाएं और इससे काम लेना शुरू करें।

परन्तु हरगोविंद तो इस बाजू को हिला के ही राज़ी नहीं था। वह डरता था कि कहीं यह हड्डी दुबारा न टूट जाए।

मैंने उसके साथ हाथ मिलाया और मेरा हाथ जोर से दबाने को कहा। उसकी पकड़ काफी मजबूत थी। उसके हाथ और बाजू में अच्छी ताकत थीं

फिर भी वह एक किलो का वज़न भी इस हाथ से न उठाता क्योंकि उसमें आत्म–विश्वास ही नहीं था। उसको (लार्च + मिमुलस) का मिश्रण बना दिया।

वह इन्कार तो किसी को कर ही नहीं सकता था :

चमनलाल एक अच्छा नागरिक था। उसे लोक सेवा का जुनून था। वह हर वक्त अपने आपको दूसरों की सेवा में लगाए रखता था।

दफ्तर में भी अपना काम नहीं कर पाता था, क्योंकि दफ्तर के दूसरे बाबू उससे अपना काम करवाते और चमनलाल को अपना दफ्तर का काम खत्म करने के लिए फाइलें घर पर लानी पड़ती थी।

अपने घर के लिए सब्जी लेने जाता तो रास्ते में पड़ोसी भी अपने थैले पकड़ा देते। मतलब हर कोई चमनलाल की मुफ्त सेवा प्राप्त करने के लिए तैयार रहता।

बेचारा चमनलाल शाम को बुरी तरह थक जाता, परन्तु वह किसी को इंकार नहीं कर पाता। थका टूटा शरीर जब काम करने के काबिल न रहा तो अस्पताल में भर्ती किया गया। तब उसे दुनिया के असली रूप का ज्ञान हुआ। कोई भी मनुष्य जिनकी सेवा में अपनी उम्र बिताई उसको देखने न आया। पिछले किए का पछतावा और शारीरिक कमज़ोरी के लिए उस को (सैन्टोरी + पाइन + आलिव + मिमुलस) का नुस्खा बना दिया।

अधिक काम से सिर दर्द :

दीपक को पिछले 2 साल से सिर में दर्द है। रात को नींद नहीं आती। अंग्रेजी दवाई की गोलियों के सहारे वक्त गुज़ार रहा है।

16 साल की उम्र में जब उसने अभी अपनी पढ़ाई इंग्लैंड में खत्म ही की तो उसके पिता की मृत्यु हो गई। उसको एक बड़े एक्सपोर्ट के कारोबार को संभालना पड़ा।

उसको सुबह 8 बजे से शाम के 8 बजे तक काम करना पड़ता और उसके मोबाइल फोन पर रात को भी टेलीफोन आते रहते।

दो साल पहले वह काम के सिलसिले में बैंगलोर गया जहां उसको पहली बार सिर दर्द का दौरा पड़ा।

पिछले दो सालों में अंग्रेजी इलाज से वह तंग आ चुका है। सारे टेस्ट नार्मल थे पर वह लगातार बीमार था। लगातार सिर दर्द जो किसी वक्त बर्दाश्त से बाहर हो जाता है, रात को नींद नहीं आती, अनेक कष्टदायक चेतनाएं जैसे – सर्दी, टांगे सो जाना, हवाई जहाज की यात्रा का डर इत्यादि। उसके लिए (व्हाइट चेस्टनट + वालनट + क्रेब एप्पल + मिमुलस + वरवेन) का नुस्खा तैयार कर दिया।

वह अपने चेहरे की छाइयों से परेशान था :

निशांत अपने चेहरे की छाइयों से बहुत परेशान था। पिछले चार साल में उसने अनेकों दवाइयां खाई, क्रीमें लगाई परन्तु चेहरा साफ नहीं हुआ। और कोई तकलीफ – खारिश, दर्द नहीं था। इसलिए उसने ज्यादा परवाह नहीं की।

एक दिन अपनी ठोडी पर हजामत करते हुए रेज़र से चमड़ी छिल गई। बहुत दर्द हुआ। अब हजामत करने से भी डर लगे और बिना दाढी बनाए बाहर जाना भी मुश्किल था।

चेहरे की छाइयों और दानों की तरफ भी बार-2 ध्यान जाता था। वह चाहता था कि जल्दी से जल्दी उसका चेहरा साफ हो जाए। और यह छाईयां हट जाए। उसके लिए (व्हाइट चेस्टनट + वालनट + क्रेब एप्पल + मिमुलस + इम्पेशेन्स) का नुस्खा बना दिया।

ब्रोंकाइटिस ने उसकी हिम्मत तोड़ दी :

रोहतास शर्मा डाकखाने का कर्मचारी था। पिछले कई सालों से उसको सांस की तकलीफ थी।

पहले तो डाक्टर उसको एलर्जी का ही नाम देते रहे क्योंकि यह तकलीफ सिर्फ सर्दी में ही होती थी। गर्मी में कोई तकलीफ न होती।

इसलिए इस तकलीफ की तरफ कोई विशेष ध्यान ही न दिया। मामूली समय बिताने के तरीके से काम कर लेते। पर जब यह बीमारी पुरानी हो गई और सब नुस्खे आराम देने में नाकाम हो गए तो चिंता हो गई और ऐलोपैथिक इलाज शुरू किया।

पिछले तीन साल से लगातार इलाज में सारी दवाइयां और सारे टेस्ट असफल हो गए और कई हजार रुपये ऐसे ही खर्च हो गए। होम्योपैथिक के इलाज से तकलीफ बढ़ी तो डर के वह इलाज ही छोड़ दिया गया।

रोहतास शर्मा इस पुरानी बीमारी से जो हर मौसम की तब्दीली पर बढ़ जाती थी, इससे जान छुड़ाना चाहता था। अब उसको इस बीमारी के और भी बढ़ जाने का भी डर लगने लग गया था। उसके लिए (व्हाइट चेस्टनट + वालनट + क्रेब एप्पल + मिमुलस) का नुस्खा बना दिया।

अच्छी-भली को डर खाए जाता :

कविता के मलद्वार में चीर था जिसके कारण उसे पाखाना करने के वक्त बहुत सख्त दर्द होता था।

होम्योपैथिक इलाज से वह चीर भर गया और उसकी तकलीफ दूर हो गई। परन्तु वह ठीक नहीं थी। "अगर मुझे फिर से तकलीफ हो गई तो मैं क्या करूंगी? मुझ से तो वह दर्द बर्दाश्त नहीं हो सकता।"

तकलीफ दुबारा हो जाने की संभावना का डर ही उसको परेशान कर रहा था। (व्हाइट चेस्टनट + मिमुलस) का मिश्रण तीन बार रोज़ देने से उसकी परेशानी दूर हो गयी।

उल्टियां खत्म :

पिंकी की उल्टियां तो एक पहेली बन गई थी जिनका जबाव डाक्टर

न दे सके। पिछले गर्भ के समय से ही उसकी उल्टियों की समस्या शुरू हो गई थी। यह उल्टियां बंद ही नहीं हुईं।

पिछले सात साल में किसी इलाज से इन उल्टियों में कुछ आराम नहीं मिला। वह बहुत थोड़ी खुराक पचा सकती है। 32 साल की उम्र में उसका वज़न कुल 32 किलो है।

अस्पताल वाले किसी टेस्ट में कोई नुक्स नहीं ढूंढ पाए। बहुत बार तो वह जो खाती है सब उल्टी के साथ निकाल देती है। उसको अंदर से डर लगा हुआ था कि उसको कोई घातक बीमारी चिपक गई। वह इससे जान छुड़ाना चाहती थी। (व्हाइट चेस्टनट + वालनट + क्रेब एप्पल + मिमुलस) का मिश्रण तीन बार रोज़ लेने से एक हफ्ते में उसकी हालत सुधरनी शुरू हो गई।

गिर पड़ने का डर न गया :

मिस्टर साबू को पुराना घुटनों का दर्द था। उसने लगातार होम्योपैथिक का इलाज किया और इस दर्द का काफी आराम आ भी गया और उसने पहले की तरह सुबह की सैर शुरू भी कर दी।

परन्तु वह जल्दी थक जाता और दिल में एक डर सा बना रहता कि कहीं वह चलते हुए गिर न पड़े क्योंकि उसकी टांगें कमज़ोर हैं।

उसको (व्हाइट चेस्टनट + वालनट + क्रेब एप्पल + मिमुलस + आलिव) इन पांच दवाइयों का मिश्रण बना दिया।

दिमाग कमज़ोर, याददाश्त कमज़ोर :

डिस्पेंसरी में एक छात्र इम्तिहान से पहले दवाई लेने आया। उसको पाठ याद नहीं होता था क्योंकि उसका दिमाग कमज़ोर था और पेपर में फेल हो जाने का डर था।

जब मैंने उसके नुस्खे में चार दवाइयां (व्हाइट चेस्टनट + वालनट + आलिव + मिमुलस) लिखीं तो मेरे साथ वाले डाक्टर ने पूछा कि मानसिक कमजोरी के लिए नुस्खे में 'हार्न बीम' क्यों नहीं शामिल की। इसका कारण यह बताया कि इस युवक के अस्पताल में हुए टेस्ट यह स्पष्ट करते हैं कि इसका दिमाग ही कमज़ोर है और दिमाग शरीर का एक अंग है। शरीर के किसी भी अंग की कमजोरी को दूर करने की दवाई आलिव है।

मानसिक कमज़ोरी का मतलब है "इच्छा की कमज़ोरी" इसका शारीरिक कमज़ोरी से कोई संबंध नहीं।

मैं कुछ ठीक नहीं लगती :

दलजीत कहने लगी "मैं कुछ ठीक नहीं लगती" चक्कर से आ रहे हैं बहुत कमज़ोरी महसूस होती है। किसी काम को करने का दिल नहीं करता। यही चाहती हूं कि चुपचाप आंखें बंद कर के एक तरफ लेटी रहूं।

दलजीत को बिना कोई काम किए पसीना आ रहा था। ब्लड प्रेशर नार्मल था। ठीक न लगने का मतलब है शारीरिक व मानसिक कमजोरी . .... आलिव + हार्न बीम। चक्कर आने ..... कलिमिटिस। बिना काम किए अचानक पसीना आना .... ऐस्पन। इसके लिए इन चार दवाइयों का मिश्रण बना दिया। (आलिव + हार्न बीम + क्लीमेटिस + ऐस्पन) दो खुराकें लेने के बाद ही वह ठीक हो गई।

मानसिक तनाव के कारण पढ़ाई में रूकावट :

16 साल की परमिंदर कौर ने अपने मैले कपड़े बाथरूम की वाश-बेसिन पर रखे। इस पर उसके पिता को बहुत क्रोध आया और उसने लड़की को खूब डांटा और मारा। जब उसकी माता ने उसको बचाने के लिए कुछ शब्द कहे तो उस पर भी हाथ उठाया।

इस हादसे ने परमिंदर कौर के मन पर इतना खिंचाव पैदा कर दिया कि वह इम्तिहान की तैयारी न कर सकी।

जब भी किताब खोलती तो क्रोधवान पिता का चेहरा उसके सामने आ जाता। अपनी और अपनी माता की बेबसी की तरफ ध्यान चला जाता। उसकी मानसिक हालत का यह अनुमान लगाया :

(1)	ख्यालों का बार-बार आना	-	व्हाइट चेस्टनट
(2)	अपनी बेबसी पर चुपचाप दुःख सहना	-	ऐग्रीमनी
(3)	इम्तिहान का डर	-	मिमुलस

और (व्हाइट चेस्टनट + ऐग्रीमनी + मिमुलस) के मिश्रण का नुस्खा बना दिया।

मुंह के छाले अल्सर बन गए :

हरमिंदर को मुंह में छालों का पुराना रोग था। वह कभी कुछ खा के, कभी मुंह में छालों पर कुछ लगा कर काम निकाल लेता। जिस पर उसको कुछ समय के लिए आराम मिल जाता। परन्तु अब जब यह तकलीफ इतनी बढ़ गई कि कुछ भी खाना - मीठा, खट्टा, नमकीन, मिर्ची, गर्म-ठण्डा, मसालेदार मुश्किल हो गया तो अस्पताल में भती हो गया। वहां पता लगा कि अब वह मुंह में छाले नहीं अल्सर बन चुके हैं। अल्सर का नाम सुनते ही हरमिंदर को पसीना आ गया। वह घबरा गया क्योंकि अभी पिछले साल ही उसकी माता का देहान्त हुआ था। उसके मुंह के अल्सर कैंसर बन गए थे। अब उसको भी दिन-रात कैंसर का डर रहने लग पड़ा। वह चाहता था कि उसका पीछा इस खानदानी बीमारी से छूट जाए उसको (व्हाइट चेस्टनट + वालनट + क्रेब एप्पल + मिमुलस) चार दवाइयों का मिश्रण बना दिया।

6 महीने में 15 किलोग्राम वज़न कम हो गया :

वेदप्रकाश - 75 साल ने महसूस किया कि उसकी सेहत दिन पर दिन गिर रही है।

पिछले 6 महीने में उसका वज़न 15 किलोग्राम कम हो गया था।

शरीर की चमड़ी ढ़ीली पड़ चुकी थी। भूख लगती नहीं थी परन्तु वह सबसे ज्यादा दुखी अपनी न मिटने वाली प्यास से था। बार-बार प्यास लगती और बार-बार पानी पीना पड़ता। वह अपनी पानी पीने वाली बोतल हर वक्त उठा कर घूमता। सुबह सैर करने जाता तब भी पानी की बोतल साथ होती।

अपनी सेहत की चिंता के साथ-साथ वह हर वक्त अपने परिवार की चिंता करता रहता। ये बार-बार की प्यास तो अब बर्दाश्त से बाहर थी। वह किसी तरह इन चिंताओं से मुक्ति चाहता था।

पहले वह अपने काम को बड़ी तेजी से कर लेता था पर अब किसी काम को करने की उसकी हिम्मत न पड़ती। जल्दी ही थक जाता था। (मिमुलस + रैड चेस्टनट + हार्न बीम + आलिव + चैरी पल्म) का नुस्खा बना दिया।

वह अपनी बेटी का दर्द न सह सकी :

रानी धवन का दर्द से सर फट रहा था। दिल घबड़ा रहा था और वह बड़ी कमज़ोरी महसूस कर रही थी। पिछले कुछ दिनों से उसकी सेहत ठीक नहीं चल रही थी, परन्तु वह इतनी दुखी नहीं लगती थी।

उसकी जवान बेटी को पिछले तीन दिन से बुखार और पेचिश लगी हुई थी। पेट में बहुत दर्द के कारण वह सो न सकी और दिन रात दर्द से रो रही थी।

रानी धवन को बेटी की चिन्ता और किसी बड़ी बीमारी के हो जाने की संभावना के डर से तकलीफ बहुत बढ़ गई थी।

(व्हाइट चेस्टनट + रेड चेस्टनट + मिमुलस) का मिश्रण तीन बार रोज़ लेने से दूसरे दिन ही हालत सुधर गई।

हकलाना – झूठी चेतना :

आशीष – 24 साल की शिकायत थी कि वह हकलाता है जिसके

कारण वह जिंदगी की दौड़ में आगे नहीं बढ़ सका। वह लिखित इम्तिहान में चाहे कितने ही नम्बर ले आए, पर इंटरव्यू में हकलाने के कारण रह जाता था।

वह जितनी देर बोलता रहा, हम चुप कर के सुनते रहे। वह ठीक बोलता रहा – न अटका और न ही हकलाया। हमने महसूस किया कि वह व्यक्ति इंटरव्यू के समय घबरा जाता है और घबराहट के कारण या तो इसकी जबान बंद हो जाती है या रूक-रूक कर बोलता है और उसमें आत्मविश्वास की कमी है और अगर उसमें से डर निकल जाए तो वह इंटरव्यू में कभी फेल नहीं होगा।

उसको (व्हाइट चेस्टनट + मिमुलस + लार्च + इम्पेशेन्स) का नुस्खा बना दिया। इम्पेशेन्स दवाई तो जरूरत समझी कि वह घबराहट में जल्दी बोलने की कोशिश करता तो हकलाता।

उसकी बर्दाश्त की भी एक हद थी :

वेद प्रकाश एक संतुलित स्वभाव का व्यक्ति था। मीठी जुबान वाला, दयालु, व्यवहार में भी समय पर काम आने वाला इन्सान था। स्वभाव में भी काफी सब्र रखता था पर उसके कहने के मुताबिक सब्र की भी एक हद होती है।

जब कोई द्वैत भावना से उसकी इज्जत पर कीचड़ उछाले तो वह अपने आप से बाहर हो जाता। उसकी सब्र की सीमा टूट जाती और वह क्रोध से पागल हो जाता। उस पागलपन की हालत में वह कुछ भी कर सकता था।

एक बार ऐसे क्रोध की हालत में उसने अपने पोते को इतनी ज़ोर से थप्पड़ मारा कि बच्चा सुन्न हो गया। डाक्टर को बुलाना पड़ा। अब उसको अपने भविष्य का भय पड़ गया। उसके इस स्वभाव को कब तक कोई बर्दाश्त करेगा।

उसको (चैरी पल्म + मिमुलस) का मिश्रण बना दिया।

आप्रेशन करवाओ या होम्योपैथी करो :

10 साल की बच्ची वीना को पुरानी खांसी–जुकाम की शिकायत थी। हर मौसम की तब्दीली पर सर्दी, जुकाम, छींकें, खांसी, गला खराब, बुखार आदि तकलीफों की शिकार हो जाती।

अस्पताल में सारे टेस्ट करने के बाद डाक्टरों ने कहा कि नाक की हड्डी बढ़ गई है या तो आप्रेशन करवा लो या होम्योपैथी की दवा लो।

घरवाले आप्रेशन के नाम से ही डरते थे और होम्योपैथी से इसलिए डरते थे कि अगर दवाई ने तकलीफ बढ़ा दी तो क्या करेंगे। बैच फ्लावर रैमेडीज में (व्हाइट चेस्टनट + वालनट + क्रेब एप्पल) रोज़ तीन बार लगातार तीन महीने देने से अगले मौसम की तब्दीली में उसे कोई तकलीफ न हुई।

ब्याही–अनब्याही सुहागरात को :

मिस माधुरी की शादी हुई और वह अपनी सुहागरात मनाने के लिए एक होटल में गए। उस रात होटल में क्या हुआ इसकी खबर अब तक किसी को नहीं।

परन्तु सुहागरात की अगली सुबह माधुरी का मानसिक संतुलन इतना बिगड़ गया कि उसको अस्पताल में दाखिल करना पड़ गया।

8 महीने वह मनोचिकित्सक (Psychiartist) के इलाज में रही और अंत में उसका तलाक हो गया। अंग्रेजी दवाइयों के असर के दौरान उसका दिमाग कुंद हो गया और जब वह हमारे पास इलाज के लिए आई तो उसकी मानसिक अवस्था यह थी –

हर वक्त उलटी सोच, भविष्य का डर, शारीरिक कमज़ोरी, किसी चीज़ में दिलचस्पी नहीं, दिन और दिमाग उलझा हुआ, हरेक काम को पीछे डालना। उसको चार दवाइयों का मिश्रण बड़ा रास आया। (जैन्सियन + मिमुलस + आलिव + स्कलरेन्थस)

उसको जल्दी आराम चाहिए था :

जब मोंटी ने अपनी सर्दी जुकाम की शिकायत की तो वह एक बात पर बहुत जोर दे रहा था कि उसको शाम तक आराम महसूस होना चाहिए। क्योंकि उसका जुकाम हमेशा एक हफ्ते में ही ठीक होता है। और अब भी अगर उसे जल्दी आराम न मिला तो उसको एक हफ्ता बिस्तर पर पड़ना होगा। एक तो वह जुकाम हटाना चाहता था और दूसरे उसको यह डर था कि अगर यह अब ठीक न हुआ तो एक हफ्ते के लिए लटक जाएगा। इसलिए उसको जल्दी आराम चाहिए था।

उसको (क्रेब एप्पल + मिमुलस + इम्पेशेन्स) का मिश्रण देने से दो दिन में ही उसका जुकाम ठीक हो गया।

चमड़ी का रोग तो उसका खानदानी था :

आसाराम को जांघों (groins) में बड़ी खारिश थी। ऊपर दवाई लगाने से कुछ समय के लिए आराम आ जाता पर फिर भी खारिश बढ़ जाती।

होम्योपैथी का इलाज भी किया परन्तु उसके साथ दबी हुई बीमारी और बाहर निकल आई जिससे तकलीफ और बढ़ गई।

उसकी टांग पर एग्जीमें की दस साल पुरानी बीमारी थी और उसके पिता को भी चमड़ी का रोग था।

आसाराम को यह डर था कि अगर उसकी खारिश और बढ़ गई तो उसके लिए तो किसी समाज में खासकर जहां औरतें हों बैठना भी मुश्किल हो जाएगा। कैसे वह हर वक्त अपने हाथ...

इस पुरानी खानदानी बीमारी से पीछा छुड़ाने के लिए उसको (व्हाइट चेस्टनट + वालनट + मिमुलस + क्रेब एप्पल) का मिश्रण बना दिया।

वह तो खुद एक योग्य डाक्टर थी :

गुरमीत अपना एम.बी.बी.एस. का इम्तिहान पास कर चुकी थी और

उच्च डिग्री हासिल करने के लिए इम्तिहान की तैयारी कर रही थी। जैसे-जैसे इम्तिहान नज़दीक आते गए उसके दिल की टेंशन और बढ़ रही थी।

एक दिन उसको एकदम पीठ में दर्द की लहर उठी। वह समझी कि माहवारी का दर्द है। थोड़ी देर बाद दर्द बाईं तरफ में चला गया, फिर यह दर्द नाभि के पास आ गया। यहां पर यह दर्द रूक गया। दर्द तो ज्यादा नहीं था परन्तु बहुत बेचैनी पैदा कर रहा था। उसको पहले कभी भी ऐसा दर्द माहवारी के कारण नहीं हुआ था। और न ही उसको समझ आ रहा था कि दर्द किस अंग में है। दर्द का कारण तो उसके मन में इम्तिहान की टेंशन थी। उसको (व्हाइट चेस्टनट + मिमुलस + क्रेब एप्पल) तीन दवाइयों का मिश्रण देने से तीन खुराकों में ही आराम आ गया।

दांतों के डाक्टर के पास कोई जवाब नहीं था :

सुमन को दांतों में दर्द था। जब भी कुछ खाती मतलब जब भी भोजन उसके दांतों को छूता, दांत दर्द हो जाता।

गर्म, ठण्डा, खट्टा, मीठा किसी भी भोजन की छोह से दर्द होता। वैसे दांत सारे ठीक-ठाक मजबूत थे। दांतों के डाक्टर को इस दर्द का कोई कारण न मिला। दांतों का एक्स-रे भी बिल्कुल साफ था।

मरीज़ को तो तकलीफ थी और वह इस तकलीफ से छुटकारा पाना चाहती थी। दर्द भी बहुत था जो किसी वक्त तो बर्दाश्त से बाहर हो जाता। सुमन की स्थिति भी बहुत दुःखदायक थी। भूख लगी होती खाने-पीने का सामान सामने पड़ा होता, पर कुछ खा-पी नहीं सकती थी।

उसको (क्रेब एप्पल + व्हाइट चेस्टनट + चैरी प्लम) का मिश्रण बना दिया।

उसका माइग्रेन अमरीका में भी ठीक न हुआ :

नीलम अब 44 साल की थी और पिछले 20 साल से वह माइग्रेन

के जानलेवा दर्द की शिकार थी। अमरीका के अच्छे अस्पताल में भी उसके सिर दर्द का कोई कारण न ढूंढ सके। दर्द-निवारक गोलियों से वह मुश्किल वक्त तो निकाल लेती परन्तु पिछले थोड़े समय से वह दर्द के दौरे जल्दी-जल्दी पड़ने लग पड़े थे। बीमारी बर्दाश्त करने का हौसला भी उसका कम हो गया और वह उदास रहने लग पड़ी। उसके मन में शंका हो गई कि वह कभी इस तकलीफ से मुक्त भी हो सकेगी या नहीं; अंदर से डर भी लगने लग गया कि ढ़लती उम्र में यह हाल है तो बुढ़ापे में उसका क्या बनेगा।

उसको (व्हाइट चेस्टनट + वालनट + क्रेब एप्पल + मिमुलस) का मिश्रण बना दिया।

छाती में बहुत तेज दर्द :

मिसेज़ पाल को पिछले 10 साल से छाती में दर्द की शिकायत थी। दर्द की बहुत तेज टीस उठती और ऐसे लगता कि इस टीस के साथ ही अंतिम सांस निकल जाएगी। अस्पताल में सारे टेस्ट ठीक निकले। अंग्रेजी, फिर आयुर्वेदिक इलाज काफी समय तक किए गए परन्तु कोई लाभ न हुआ। ज्यादा मुसीबत यह थी कि जब दर्द की टीस उठती तो कोई दर्द की गोली भी नहीं ली जा सकती थी।

पाल की इस दु:खदायक स्थिति से छुटकारा देने से इन चारों दवाइयों का मिश्रण बना दिया (व्हाइट चेस्टनट + वालनट + मिमुलस + चैरी प्लम)।

एक विलायती हिंदुस्तानी की दुविधा :

नरिंदर दुआ अमरीका जा कर बस गया। अच्छा कारोबार, बहुत पैसा कमाया। परन्तु रहन-सहन, सोच का तरीका अमरीकन लोगों जैसा। कभी संतुष्ट न होना। ज्यादा से ज्यादा काम करना - कम से कम आराम करना - सेहत बिगड़ गई। रात को नींद नहीं आती। कब्ज रहता, पेट में भी गैस भरी रहती और वह हर वक्त मानसिक तनाव में रहता।

हरेक तकलीफ के लिए अंग्रेजी दवाई खाता, सोने के लिए भी गोली खाता। दिन रात काम के बारे में सोचता, शक्ति से अधिक काम करता। आराम के लिए कोई समय न निकालता। बस मशीन की तरह चलता रहता। कभी खुशी या चैन महसूस न करता।

गिरती सेहत के कारण भविष्य का डर रहने लग गया। उसको इस दुर्दशा के कारण पांच दवाइयों का मिश्रण बना दिया। (व्हाइट चेस्टनट + वालनट + क्रेब एप्पल + मिमुलस + वरवेन)

बिना किसी कसूर के दुःखी थी :

माधुरी खाते-पीते घर की लड़की बड़े लाड़-प्यार से पली और अब वह दो बच्चों की मां थी। ससुराल में किसी चीज़ की तकलीफ नहीं थी। परन्तु वह बहुत दुखी थी। मायके में उसके चाचा का स्वभाव बहुत बिगड़ गया था। कारोबार बहुत बड़ा था। दो भाइयों का संयुक्त काम था और दोनों भाई अपने परिवार समेत इकट्ठा रहते थे और एक ही रसोई से बिना किसी भेदभाव के खाना खाते। बहुत सुखी परिवार था। दोनों के बच्चे घुल-मिल के एक ही परिवार के बच्चे लगते थे। माधुरी का पिता अपनी दुकान के काम में तो ठीक-ठाक था परन्तु घरेलू जिंदगी में बिल्कुल मिट्टी का माधो था। उसका छोटा भाई घर बाहर के सारे कामों को करता-धरता था।

माधुरी की शादी के बाद उसके चाचा के स्वभाव में इतना परिवर्तन आया कि घर के सारे सदस्य उससे डरने लगे थे। वह क्रोध में किसी को भी बुरा-भला कह देता। दामादों तक की बेइज्जती कर देता। क्रोध में उसने अपने जवान सगे भतीजे को दुकान से बेदखल कर दिया और वह बिना किसी मदद के अमरीका चला गया। माधुरी मायके का ध्यान कर के हमेशा परेशान रहती। रोती मां की, भाई की फिकर करती, मायके जाने से डरती (ऐग्रीमनी + व्हाइट चेस्टनट + रेड चेस्टनट + मिमुलस) का नुस्खा बना दिया।

जब सब इलाज असफल हुए :

हिमांशु अरोड़ा – 11 साल, पिछले 6 महीने से पेट दर्द से दुःखी था। एक सड़क के ढाबे से उसने कुछ खाया था तो पेट दर्द नाभि के पास शुरू हुआ था। फिर यह पीठ में चला गया और फिर यह टांगों में पहुंच गया। और इस दर्द की कोई खास निशानी नहीं थी। पिछली हिस्ट्री में उसको एक साल पहले टाईफाइड का बुखार हुआ था।

अस्पताल में उसके सारे टेस्ट नार्मल थे और ऐलोपैथी की किसी भी दवाई से आराम न आया।

आयुर्वेदिक इलाज भी असफल रहा। होम्योपैथी में पलसाटिला (घूमती दर्दें) और टाइफाइडिनम भी कोई आराम न दे सकी। आखिर बैच फ्लावर रैमेडीज का यह मिश्रण कामयाब हुआ।

व्हाइट चेस्टनट	–	बार-बार होने वाली तकलीफ
वालनट	–	पुरानी मुश्किल से हटने वाली तकलीफ
चैरी प्लम	–	बर्दाश्त से बाहर दर्द
स्कलरेन्थस	–	अस्थिर दर्द कभी इधर कभी उधर

विरासत ने उसको उदासीनता दी :

सुदेश को हाथ की उंगलियों में दर्द था और हाथ के सभी जोड़ जैसे जाम हो गए थे, मुट्ठी भी बंद नहीं कर सकती थी।

वह बहुत उदास थी। उदासी का कारण उंगलियों का दर्द नहीं बल्कि कैंसर का डर था। उसकी बहन के हाथों में भी पुराना दर्द, जकड़न की तकलीफ थी जो किसी तरीके से ठीक न हो सकी। उसकी मौत कैंसर से हुई थी। उसके मन में भ्रम बैठ गया कि कोई पुरानी बीमारी जो दवाइयों से ठीक न हो सके वह कैंसर बन जाती है। और वह आने वाले कैंसर की पहली निशानी होती है।

उसको कैंसर के नाम से ही डर लगता था और वह हर वक्त उलटा ही सोचती थी। उसकी मानसिक अवस्था को ठीक करने के लिए (व्हाइट चेस्टनट + मिमुलस + जैनटीयन) का मिश्रण बना दिया।

क्या सारी उम्र दर्द की गोलियां ही खानी पड़ेंगी :

सुदेश अरोड़ा दर्द नाशक गोलियां खा-2 कर तंग आ चुका था और अपने ऐलोपैथिक डाक्टर से पूछने को मजबूर हो गया था, "डाक्टर साहब क्या मैं सारी उम्र ये दर्द-निवारक गोलियां ही खाता रहूंगा?" पिछले 5 महीने से उसकी छाती में सीने की हड्डी के पीछे चीरती हुई दर्द की टीस पड़ती। अस्पताल में अनेक टेस्ट किए गए, बहुत पैसा लगा किन्तु दर्द का कारण न मिल सका। कोई न बता सका कि वे गोलियां उसको कब तक खानी पड़ेंगी। उसके मन में हर वक्त तनाव रहता था, चिंता भी थी और वह इससे जान छुड़ाना चाहता था उसको (व्हाइट चेस्टनट + मिमुलस + क्रेब एप्पल) का मिश्रण बना दिया।

वह दर्द के डर से खाना ही नहीं खाता :

इंदर सिंह को पिछले 1 महीने से दांत दर्द ने परेशान कर रखा था। दांतों के डाक्टर ने अपना पूरा जोर लगा दिया। दांतों का एक्स-रे भी किया दांत अन्दर बाहर से बिल्कुल ठीक थे। दर्द भी सिर्फ उस वक्त होता था जब वह कुछ खाजा था कई बार तो वह कोई भोजन ही न खाता दर्द के कारण। कई बार तरल पदार्थ से समय गुजार लेता।

पहले उसको एक खुराक काली कार्ब खिला दी। यह दवाई दांत दर्द जो भोजन की छोह से हो (होम्योपैथी) सफल है। बैच फ्लावर रैमेडीज का (व्हाइट चेस्टनट + मिमुलस + क्रेब एप्पल) मिश्रण दिन में तीन बार रोज लेने को कहा।

वह हार कर हमारे पास आया :

जब 38 साल के अनिल – को आंखों की तकलीफ हुई तो वह डाक्टर के पास गया। आंखों की दवाई कई दिन डालने से कोई फर्क नहीं पड़ा। नज़र बड़ी जल्दी से कम हो रही थी। वह बैंक में मैनेजर था जहां सारा काम ही नज़र का है। चश्में वाले डाक्टर की समझ में नहीं आया कि क्यों चश्में का नम्बर ठीक नहीं निकलता। आंखों के स्पेशलिस्ट ने पूरे टेस्ट करने के बाद आंखों की यह बीमारी मैकुलरडीजैनरेशन (Maculardegenertion) बताई जो बहुत (rare) होती है और इस का कोई इलाज नहीं। बस दवाई से हर वक्त आंखों को गीला रखो।

बहुत कम नज़र के कारण बैंक के काम में उसको बहुत दिक्कत होती। स्वभाव चिड़चिड़ा हो गया। अपने भविष्य का डर हो गया। आत्म–विश्वास में कमी महसूस हुई और उल्टी सोच का प्रभाव बढ़ गया। तब उसकी मानसिक अवस्था के सुधार के लिए यह नुस्खा दिया। (व्हाइट चेस्टनट + लार्च + मिमुलस + इम्पेशेन्स + जैनशियन)

बहुत उतावला :

जसबीर – 37 साल – पिछले कई सालों से नींद की गोलियां सोने के लिए ले रहा था। उसके पिता और भाई भी बिना नींद की गोलियों की सहायता के सो नहीं सकते। एक मित्र ने सुझाव दिया। कि इस तरह यह बीमारी तो तेरी खानदानी बन जाएगी और आपकी आने वाली अगली नस्ल भी इन दवाइयों के असर से बच नहीं सकेगी। जसबीर अब इस आदत से जान छुड़ाना चाहता था।

उसने कई इलाज कराए परन्तु कोई इलाज पूरी तरह नहीं करता, तीन चार दिन बाद इलाज बदल देता। सब्र नहीं था, बहुत उतावला था। उसके मानसिक संतुलन को कायम करने के लिए यह दवाई दी गई।

(1) व्हाइट चेस्टनट – हर वक्त का ख्याल

(2)	वालनट	–	पुरानी खानदानी बीमारी
(3)	क्रेब एप्पल	–	छुटकारा पाने की नीयत
(4)	मिमुलस	–	भविष्य का डर
(5)	इम्पेशेन्स	–	उतावलापन

डर ही डर :

प्रो० अग्रवाल बड़ा निराशावादी (Pessinist) मनुष्य था। उसकी सोच ही निराशावादी थी। वह हर बात का उल्टा पक्ष ही देखता, कभी उसको सही तरफ नहीं देखता। हर वक्त उदास रहता। न हंसता न मुस्कुराता जैसे : उदासीनता ही उसके खून के दौरे में चल रही थी। उसकी उदासीनता का कारण उसके मन का डर था। हर तरह के डर उसके मन को घेरे रखते। कभी उसको अपने भविष्य का डर, कभी अपने परिवार का, कभी अपने जवान बेटे या बेटी का, कभी उसको बिना किसी कारण डर लगा रहता कि कोई मुसीबत आने वाली है। यह दिन रात के डर ने उसकी नींद हराम कर दी और अब वह नींद की गोली के बिना सो ही नहीं सकता।

उसके मन के इन उल्टे ख्यालों से मुक्ति के लिए इन दवाइयों का मिश्रण दिया : (ऐस्पन + मिमुलस + रेड चेस्टनट + जैनशियन)

अपने मोटापे से बेज़ार :

गुरलीन कौर – 23 साल – अपने मोटापे से दुखी थी। उसका वज़न लगातार बढ़ रहा था। प्रसव के 4 महीने के के बाद ही वज़न बढ़ना शुरू हुआ और पिछले 8 महीने से जब भी वह अपना वज़न करती, वज़न बढ़ा हुआ मिलता। उसने अपने भोजन को भी काफी कंट्रोल किया हुआ था। सुबह सैर भी करती थी, फिर भी मोटापे में कोई फर्क नहीं पड़ रहा था।

हर वक्त इस मोटापे के डर से उसकी नींद हराम हो गई और वह किसी तरह भी इस मोटापे से पीछा छुड़ाना चाहती थी। उसके लिए (व्हाइट चेस्टनट + मिमुलस + क्रेब एप्पल) का मिश्रण तीन बार रोज़ लेने को कहा।

किसी को बीमारी का कारण न मिल सका :

श्रीमती अग्रवाल के नाक का एक नथूना हमेशा गीला रहता था। कोई लम्बी चौड़ी तकलीफ तो नहीं थी। परन्तु हर वक्त इस तकलीफ की वजह से उसे बेचैनी रहती। जिससे वह जान छुड़ाना चाहती थी। बहुत इलाज करवाए, कोई लाभ न हुआ कोई डाक्टर यह भी न बता सका कि इस तकलीफ का कारण क्या है? जिससे उसको और परेशानी हुई।

दिन-रात यही चिंता लगी रहे कि जिस बीमारी का मूल ही नहीं पता लग रहा, कारण नहीं पता, इलाज नहीं पता कहीं वह कोई भयानक बीमारी न बन रही हो।

दिन-रात दिमाग की इस उलझन ने उसकी नींद हराम कर दी। यह जरूरी था कि उसके नथूने का गीलापन दूर हो ताकि उसके मन का डर और हर वक्त की मन की उलझन भी समाप्त हो सके।

उसको (व्हाइट चेस्टनट + मिमुलस + क्रेब एप्पल) का मिश्रण तीन बार रोज़ लेने को कहा।

वह पेट की गैस से परेशान था :

श्री लोगानी बैंक के मैनेजर अपने पेट की गैस से बहुत परेशान थे। ऐलोपैथी, होम्योपैथिक, आयुर्वेदिक सब इलाज करवा कर देख चुके थे। सभी इलाज असफल रहे। ऐलोपैथी के महंगे इलाज और टेस्ट भी यह न बता सके कि गैस किस अंग की कमज़ोरी के कारण बनती है। अपनी तकलीफ की हर वक्त चिंता के कारण रात को नींद भी नहीं आती थी।

वह किसी तरह इस गैस से मुक्ति चाहता था। ताकि वह चैन की नींद सो सके। उसको (व्हाइट चेस्टनट + वालनट + क्रेब एप्पल + मिमुलस) का मिश्रण दिन में तीन बार लेने को बना दिया।

वह अपने सगे रिश्तेदारों से परेशान था :

जुगल किशोर - 37 साल - अपने रिश्तेदारों से परेशान था। उसका बड़ा भाई उसके कारोबार को ठेस पहुंचाना चाहता था। उसकी पत्नी बहुत मुंहजोर और फजूल-खर्च थी। उसकी शादी 16 साल की उम्र में उसके मां बाप ने करवा दी थी। उसको अपनी बीवी से डर भी लगता था कि कहीं दूसरों के सामने उसकी बेइज्जती ही न कर दे। अपनी इस दशा से वह दुखी था। चिंता में रात बीत जाती, नींद न आती। बड़ा पछतावा होता कि क्यों उसने इस औरत से शादी करने से इंकार नहीं किया। वह मानसिक व शारीरिक तौर पर कमज़ोरी महसूस करता। जल्दी थक जाता था।

उसके लिए (व्हाइट चेस्टनट + क्रेब एप्पल + आलिव + मिमुलस + पाइन) का नुस्खा तैयार किया।

गठिया के दर्द से परेशान :

कमलेश - 40 साल - लुधियाने से अपने इलाज के लिए दिल्ली आई। ऐलोपैथिक डाक्टर ने बीमारी का नाम तो रिडमेंटाइड अरथराईटिस (Rheumatoid Arthritis) बताया। दर्द-खत्म करने की दवाई भी दे दी। परन्तु पक्के इलाज करने से अपनी बेबसी ज़ाहिर कर दी।

आयुर्वेदिक और कुछ दिन होम्योपैथिक दवा भी खाई पर आराम न आया। अब तो उसको यह संदेह होने लगा कि वह कभी भी इस बीमारी से मुक्ति पा सकेगी। अपनी दर्दनाक दशा का जिक्र करते हुए वह रो पड़ी। उसकी दर्द आसमान की दशा - तूफान, बिजली, आंधी के आने से बढ़ जाती इसलिए एक खुराक रहोडैग्रान-200 (होम्योपैथिक दवाई) दी और इन दवाइयों का मिश्रण बना दिया और तीन बार रोज़ लेने को कहा : (व्हाइट चेस्टनट + वालनट + चैरी प्लम + मिमुलस + जैनशियन)

खून देखते ही उसका अपना खून सूख गया :

जब श्रीमती मेहता ने अपने सफेद पानी के निकास में खून का मेल देखा तो वह बहुत घबराई।

वह स्वाभाविक तौर पर बड़ी डरपोक और घबराने वाली स्त्री थी। बहुत कोशिश की कि जबानी समझाने से उसका डर निकल जाए पर इस कोशिश में जब मैं असफल रहा तो बैच फ्लावर की मदद लेनी पड़ी।

(1) व्हाइट चेस्टनट – दिन रात की सोच और चिंता के लिए

(2) क्रेब एप्पल – छुटकारा पाने की चाहत के लिए

(3) मिमुलस – बीमारी के डर के लिए

(व्हाइट चेस्टनट + क्रेब एप्पल + मिमुलस) का मिश्रण दिन में तीन बार रोज़ लेने को कहा।

न सह सकने वाली खारिश से लाचार थी :

पारुल को सारे शरीर पर और खास कर के गर्दन पर और छाती पर बहुत खारिश थी। जब बहुत ज्यादा खारिश होती तो बैटनोवेट या और कोई दवाई से कुछ देर के लिए फर्जी आराम ले लेती।

कभी हाथ से ही खारिश कर लेती परन्तु यह खारिश फैलती हुई पीछे पीठ की तरफ चली गई तो खारिश करना मुश्किल हो गया। दवाई लगाने से दो-चार घंटे बिना खारिश के निकल जाते परन्तु उसके एक मित्र होम्योपैथिक डाक्टर ने उसे बताया कि खारिश को ऊपर से दवाई लगा कर दबाना नहीं चाहिए। अब एक जगह खारिश करती तो दूसरी जगह खारिश होने लगती। उसको डर लगता था कि खारिश और न फैल जाए। वह इससे जान छुड़ाना चाहती थी उसको (स्कलरेन्थस + क्रेब एप्पल + मिमुलस) का मिश्रण बना दिया।

अपने ऊंचे डकारों से परेशान थी :

गुरदीप कौर - 50 साल - मेरठ से अपने इलाज के लिए दिल्ली आई। पिछले 15 साल से उसको गैस की तकलीफ थी। पेट फूल जाता और बड़ी जोर-जोर से डकार आती।

पांच साल पहले माहवारी समाप्त होने के समय बाल काले करने वाली दवाई से चर्म रोग हो गया और जोड़ों के दर्द हो गए। बहुत पैसा खर्च करने के बावजूद किसी इलाज से आराम नहीं आया। बल्कि तकलीफ बढ़ती गई। अब तो मन में संदेह होना शुरू हो गया कि कभी वह किसी तकलीफ से छुटकारा पा सकेगी कि नहीं। स्वभाव भी बिगड़ गया। इन पांच दवाइयों का मिश्रण तजवीज़ किया : (व्हाइट चेस्टनट + वालनट + क्रेब एप्पल + मिमुलस + इम्पेशेन्स)।

शराब पी-पी कर जिगर बिगाड़ लिया :

लक्ष्मण सिंह लुधियाने से दिल्ली आया क्योंकि पंजाब में उसको डाक्टरी इलाज से तसल्ली न हुई। शराब पी-2 कर उसने अपना जिगर बिगाड़ लिया और उसको पीलिया हो गया। शराब उसने छोड़ दी और पीलिए में भी आराम आ गया। इलाज अभी भी जारी है। उसको खुद तो पीलिए के चिन्ह मालूम नहीं होते थे, परन्तु डाक्टर अभी कसर बाकी है यह कह कर दवाई देते जा रहे थे। उसको एक तो कमजोरी बहुत महसूस होती थी दूसरा हर वक्त बीमारी के वापिस आने का डर लगा रहता। अपने छोटे बच्चों की भी चिंता में रहता। इन चिंताओं से छुटकारा पाने के इलाज से वह यहां आया। लुधियाना के डाक्टर के पास इन चिंताओं को दूर करने की कोई दवाई नहीं थी।

उसको (व्हाइट चेस्टनट + रेड चेस्टनट + क्रेब एप्पल + मिमुलस + आलिव) का मिश्रण बना दिया।

सिर भारी रहना :

श्री अग्रवाल ने अपने डाक्टर के पास हर वक्त सिर भारी रहने की शिकायत की। जब डाक्टर ने उसका ब्लड-प्रेशर चैक किया तो वह 190/100 निकला (नार्मल 120/80 है)। श्री अग्रवाल कभी सपने में भी नहीं सोच सकते थे कि उनका ब्लड-प्रेशर इतना ज्यादा होगा। वह बहुत बहुत घबराये। जब डाक्टर ने दवाइयों के साथ यह कहा, नमक न खाओ, कोई तली हुई चीज़ न खाओ, मन में कोई टेंशन मत रखो, घर बिस्तर पर आराम करो आदि।

वह मन में सोचने लगे कि डाक्टर ने मुझे हाई ब्लड-प्रेशर बता कर खुद ही तो टेंशन पैदा कर दी है और खुद ही कहते हैं कि टेंशन मन में मत रखो। उनको हर वक्त अपनी बीमारी का ध्यान, मौत का डर रहने लगा। वह सिर दर्द और हाई ब्लड-प्रेशर से मुक्त होना चाहते थे।

(व्हाइट चेस्टनट + मिमुलस + क्रेब एप्पल) का मिश्रण तीन बार रोज़ लेने को कहा।

"मेरे नमक में ही कोई खराबी है" :

मनजीत कौर ने बड़े दुखित मन से कहा "डाक्टर साहब, क्या मेरे नमक में ही कोई खराबी है?" मैं सब के साथ अच्छा करती हूं, दूसरों की सेवा तन, मन, धन के साथ करती हूं। क्या रिश्तेदार, क्या संबंधी, क्या पड़ोसी, क्या मित्र दोस्त, मैं सब के साथ अच्छा बर्ताव करती हूं परन्तु मुझे नेकी कहीं से नहीं मिलती। यह कहते-2 उसके आंसू निकल गये। मेरी सेवा के बदले किसी ने "धन्यवाद" का शब्द भी मुझे नहीं कहा। लोगों का यह स्वभाव देख कर मेरा स्वभाव ही बदल गया है बहुत जल्दी क्रोध आ जाता है। क्या आप मेरी कोई मदद कर सकते हो?

उसको अपनी हालत पर दया आ रही थी और हर वक्त अपने साथ होते अन्याय का ध्यान आता था। इसलिए (व्हाइट चेस्टनट + चिकोरी + इम्पेशेन्स) का मिश्रण बना दिया।

नीम-बेहोशी में उसने "रैसक्यू" मांगी :

हरप्रीत - 16 साल - को गुसलखाने में दौरा पड़ा और वह अध-नंगा ही कुछ अजीब सी आवाज़ें निकालता गिरता-2 गुसलखाने में से बाहर निकला तो उसकी माता घबरा गई। वह स्वभाव की अच्छी, हौंसले वाली औरत थी और होम्योपैथी और बैच फ्लावर रैमेडीज की समझ रखती थी। परन्तु जवान बेटे की यह हालत देख कर वह एकदम घबरा गयी उसका मन बिल्कुल सुन्न हो गया। कुछ न सूझा तो लाचार हो कर यह शब्द मुंह से निकले, "वाहि गुरु यह तूने क्या किया, मैं क्या करूं, किधर जाऊं?"

तो उसी वक्त जैसे वाहि गुरु ने हरप्रीत के मुंह से नीम-बेहोशी की हालत में यह शब्द कहे, "मेरे मुंह में रैसक्यू डालो।" माता की होश वापिस आई। उसने कुछ गोलियां बेटे के मुंह में डाली तो वह जल्दी ही होश में आ गया।

वह तो सिर्फ डर का ही बुत्त बना हुआ था :

कुमार-ए-सिंह तो जैसे डर की मूर्ति बना हुआ था। उसको हर वक्त मन के अंदर एक डर लगा रहता कि कुछ बुरा होने वाला है। हर वक्त किसी बीमारी का डर लगा रहता।

इस डर का पहला दौरा 1984 के दंगे-फसाद के दिनों में पड़ा और उसके बाद बढ़ता ही गया। ऐलोपैथिक, होम्योपैथिक व आयुर्वेदिक इलाज उसका कुछ न संवार सके।

यह डर का दौरा सुबह के वक्त पड़ता। सर्दी के मौसम में बढ़ जाता और जब भी वह अकेला होता डर उसको आ घेरता, परन्तु मन में हर वक्त उसको डर का ही डर रहता।

उसको (व्हाइट चेस्टनट + वालनट + मिमुलस + ऐस्पन) का मिश्रण बना दिया।

ट्यूटर ने हाथ खड़े कर दिए :

मेहुल गुप्ता – 8 साल – अच्छे भले खाते-पीते घर का लड़का, वैसे चुस्त-चालाक परन्तु पढ़ने में बहुत ढ़ीला था। सारे साल ट्यूटर से पढ़ने के बावजूद स्कूल में मुश्किल से 49 प्रतिशत नम्बर आए। पाठ उसको याद नहीं होता था। वही गलितयां बार-बार करता। स्कूल की पढ़ाई में कोई रूचि नहीं थी। पढ़ने के लिए ज्यादा देर बैठ नहीं सकता था जल्दी ऊब जाता था। जो ट्यूटर घर में पढ़ाने के लिए आता था उसने भी हाथ खड़े कर दिए कि उसको पढ़ाना उसके वश में नहीं है। वह नौकरी छोड़ना चाहता था।

इन हालात में मेहुल गुप्ता को उसका पिता हमारे पास लाया कि ऐसे केस में बैच फ्लावर रैमेडीज क्या असर कर सकती है।

उसको चेस्टनट बड़ (बेध्यानी) + आलिव (जल्दी बोर हो जाना) + मिमुलस (इम्तिहान का डर) + जैनशियन (उल्टी सोच कि मैं दूसरों की तरह लायक नहीं हो सकता) इन चार दवाइयों का मिश्रण बना दिया।

उसका कुछ भी ठीक नहीं था :

विष्णु 36 साल सिर से पैर तक तकलीफों से भरा हुआ था। 9 साल की उमर से उसको सायनस था। एक बार साइनस का आप्रेशन भी हो चुका था। आए दिन उसको सर्दी जुकाम हो जाता। पुरानी कब्ज़ थी। गले का आप्रेशन 10 साल की उमर में हो गया था। 15 साल की उमर तक 2 बार टायफाईड हो चुका था। खाने के तुरंत बाद पेट में अफारा हो जाता था। भाई कैंसर से मर चुका था। सिर में बहुत सिकरी थी। हर वक्त कैंसर हो जाने के डर से परेशान रहता। स्वभाव में भी बहुत चिड़चिड़ापन आ गया था। वह इन मुसीबतों से जान छुड़ाना चाहता था।

(व्हाइट चेस्टनट + वालनट + मिमुलस + क्रेब एप्पल + इम्पेशेन्स) का मिश्रण बना दिया।

वह अंग्रेजी इलाज से परेशान था :

बनारसी एक फैक्ट्री में बिजली का काम करता था। पुराने सिर के दर्द के कारण उसको एक महीने में कई छुट्टियां करनी पड़तीं जिसके कारण तनख्वाह कम मिलती। अंग्रेजी इलाज से थोड़े समय के लिए आराम तो आ जाता परन्तु तकलीफ बार-2 हो जाती। दवाइयों का खर्च बढ़ता गया और आमदनी कम होती गई। शारीरिक कमजोरी से मासिक कमज़ोरी भी आने लगी तो उसको समझ आई कि यह इलाज उसके बस का नहीं है। तो वह किसी और इलाज की तलाश करने लगा जो उसकी बीमारी को हमेशा के लिए समाप्त कर दे।

उसको इन पांच दवाइयों को मिश्रण बना दिया : 1. वाईट चेस्टनट 2. वालनट 3. क्रैब एप्पल 4. मिमुलस 5. इम्पेशेन्स (वह जल्दी से जल्दी ठीक होना चाहता था)।

समझदार मगर इम्तिहान में नम्बर कम :

विवेक काफी समझदार था परन्तु उसके स्कूल में पढ़ाई का रिकार्ड कोई अच्छा नहीं था। एक तो वह अपनी किताबों को हाथ ही नहीं लगाता, जब तक इम्तिहान बिल्कुल सिर पर न आ जाते। न ही उसको स्कूल की पढ़ाई में कोई रूचि थी।

अगर किताब पढ़ने के लिए ले भी ले तो जल्दी बोर हो जाता। जितनी देर किताब सामने रखता ध्यान कहीं ओर होता। जो पढ़ता जल्दी भूल जाता और बार-बार वही गल्तियां करता। इम्तिहान के डर से उसको अपने पिता का डर कहीं अधिक था क्योंकि पिता का क्रोध बहुत ज्यादा था। उसके लिए इन दवाइयों का मिश्रण तजवीज़ किया :

(1)	स्कलरेंथस	(काम करने में ढ़ील करना)
(2)	चेस्टनट	(बेध्यानी)
(3)	आलिव	(जल्दी बोर हो जाना)
(4)	मिमुलस	(डर इंम्तिहान का, पिता का)

पेट की हवा ने जीना हराम कर दिया :

उसके पेट की हवा (Elatularce) ने उसका जीना हराम कर दिया था। ऐलोपैथी के बड़े से बड़े डॉक्टर, अस्पतालों के महंगे से महंगे इलाज और टेस्ट भी कुछ न संवार सके।

उसकी ऊंची डकार दूर तक सुनाई देती। दफ्तर में, घर में किसी सभा या सोसाइटी में जाने में शर्म महसूस करता, डर लगता कि यह बीमारी कोई और दीर्घ रोग न बन जाए।

होम्योपैथी के अच्छे डाक्टरों के पास भी इलाज करवाया पर कहीं से फर्क नहीं पड़ा। दिन-रात इसी बीमारी का ध्यान मन में रहता। उसकी उपरोक्त मन की दशा के आधार पर बैच फ्लावर रैमेडीज का यह नुस्खा तैयार किया। (व्हाइट चेस्टनट + वालनट + क्रैब एप्पल + मिमुलस)

मानसिक झटके ने उसकी माहवारी में विघ्न डाल दिया :

मिस चावला एक स्कूल में टीचर थी। सेहतमंद थी और उसकी माहवारी हर तीन हफ्ते बाद लगातार पिछले 6 साल से आ रही थी। परन्तु पिछले कुछ महीनों से यह लगातार नहीं हो रही थी। माहवारी 10 दिन बाद आ जाती, लहू बहुत निकलता और बहुत कमजोर कर देता। उसको हर वक्त यह चिंता लगी रहती कि कहीं माहवारी किसी गलत समय पर न शुरू हो जाए क्योंकि यह किसी नियत समय पर नहीं आती थी। वह कोई प्रोग्राम घर से बाहर जाने का नहीं बना सकती थी। इस तकलीफ के शुरू होने का कारण यह था कि मिस चावला को उसके प्रिंसीपल ने स्कूल के स्टाफ रूम में बाकी टीचरों के सामने डांटा था उसे अपमान का ध्यान दिन-रात मन में रहता, किसी वक्त चैन नहीं था। शरीर भी बहुत कमज़ोर हो गया था। उसको (स्टार ऑफ बीथलैहम + व्हाइट चेस्टनट + मिमुलस + आलिव) का मिश्रण बना दिया।

अपने घर में भी अकेलापन महसूस करता :

दो साल पहले जब भाई प्रीतम सिंह की पत्नि का देहांत हो गया तो उसको बड़ा मानसिक झटका लगा। परन्तु घर में और हर तरह का सुख था। अच्छा कारोबार था जिसकी देखभाल बेटे करते थे। औलाद अच्छी थी। प्रीतम सिंह को हर तरह से खुश रखने की कोशिश करती थी।

परन्तु दिन को जब बच्चे कारोबार पर चले जाते और बहुएं नौकरी पर चली जाती तो अपने घर में अकेलापन उसको खाने को पड़ता। गुज़र गए साथी की याद आती, दुःखी होता। शरीर तो स्वस्थ था परन्तु मुंह में से बहुत पानी दिन-रात निकलता रहता था। इससे वह जान छुड़ाना चाहता था।

व्हाइट चेस्टनट : मन में हर वक्त ख्याल आता।

क्रैब एप्पल : मुंह के पानी से पीछा छुड़ाने की इच्छा।

चिकौरी : अपने घर में अकेलेपन की चेतना भाव। घर वाले उसको साथ होने की तसल्ली न दे सके।

तीन दवाइयां : व्हाइट चेस्टनट + क्रैब एप्पल + चिकौरी का मिश्रण बना दिया।

वह याद तो करता परन्तु याद रख न पाता :

अमनदीप 11वीं कक्षा में पढ़ता था, इम्तिहान में बहुत कम नम्बर आए। उसको कोई बुरी आदत नहीं थी। पढ़ता भी रहता था, मेहनत भी करता था, फिर भी बहुत कम याद रख पाता।

बहुत ध्यान से भी पढ़ता तब भी बहुत कम याद रख पाता, उसके मन में कभी विश्वास न होता कि जो कुछ उसने पढ़ा है कि वह उसको याद रख सकेगा।

हर वक्त यही सोचता रहता कि उसकी स्मरण-शक्ति बहुत कमज़ोर है, कैसे पास होगा। इम्तिहान का डर भी लगता। उसके लिए इन चार दवाइयों

का मिश्रण तजवीज किया : 1. व्हाइट चेस्टनट 2. मिमुलस 3. लार्च 4. आलिव।

अनिद्रा – जिसका कोई कारण न मिला :

श्रीमती मीना कपूर – 45 साल – को पुरानी अनिद्रा की बीमारी थी। डाक्टर हार गए, उसकी तकलीफ का कोई कारण निश्चित न कर सके। उसको रात तीन बजे से पहले नींद ही न आती उसे और कोई शारीरिक रोग नहीं था।

परन्तु यह ख्याल उसके मन में बार-2 आता कि उसको रात को नींद क्यों नहीं आती। और मन में हर तरह के उल्टे-सीधे ख्याल आते रहते थे।

कई बार रात को और कभी-2 दिन को भी उसको बिना किसी कारण एकदम इतना पसीना आता कि वह पूरी भीग जाती। बिना कारण एकदम पसीना आना किसी अनिश्चित डर का संकेत अथवा घबराहट की निशानी होती है। उसको व्हाइट चेस्टनट + ऐस्पन का मिश्रण दिया।

उसके डर का कोई कारण न था :

गुनीत कौर को हर वक्त यह डर लगा रहता कि कोई उसकी छाती न छू ले। यह डर उसको आठ साल की उम्र से था। बचपन में तो वह पिता के साथ भी अकेली घर में भी नहीं रह सकती थी।

बैच फ्लावर रैमेडीज़ के लंबे इलाज के बाद वह इस लायक हो गई कि अपने बोर्ड के इम्तिहान में इम्तिहान के कमरे में जहां और लड़के और लड़कियां थी और सुपरवाईज़र भी मर्द था – बैठ के पेपर देती रही।

जब वह स्कूल छोड़ के लड़कियों के कॉलेज में दाखिल हुई और लड़कियों के होस्टल में रही तब भी उसको यह डर लगा रहता था कि कहीं कोई लड़की उसकी छातियों को न छू ले।

परन्तु वह अपने साथ की लड़कियों को भी यह बात नहीं बता सकती थी। लड़कियों के सामने हंसती-खेलती रही, परन्तु अंदर से खीझ आती रहती। स्वभाव में भी तेज़ी आ गई। तो उसको (मिमुलस + ऐग्रीमनी + इम्पेशेन्स) का मिश्रण बना दिया।

पत्थरी का डर लगना शुरू हो गया :

सतीश वर्मा जब अपनी सेहत की जांच-पड़ताल के लिए गया तो डाक्टर ने बताया कि उसके जिगर में थोड़े छोटे-छोटे पत्थरी के टुकड़े थे जो एक छोटे से आप्रेशन से निकाले जा सकते हैं।

इससे पहले न तो सतीश को कभी कोई तकलीफ हुई न ही पत्थरी का पता लगा था। परन्तु अब जब पता लग गया तो हर वक्त ध्यान उधर ही जाए। यही सोच आए कि यह किसी तरह निकल जाए परन्तु जिगर जैसे जरूरी अंग को सर्जन की छुरी लगवाने से डरता था।

उसके मन की अवस्था के आधार पर यह नुस्खा तैयार किया : (व्हाइट चेस्टनट + वालनट + क्रैब एप्पल + मिमुलस)

पुरानी सांझेदारी तोड़ने से घबराहट :

जब प्यारे लाल को अपने बड़े भाई के साथ पुरानी 35 साल की साझेदारी तोड़ने का ख्याल आता तो वह कांप उठता।

आज तक उनके साझे काम-काज का सारा हिसाब-किताब बड़े भाई के हाथ में था और वही बड़ा भाई होने के नाते सारे काम-काज की देखभाल करता था।

प्यारे लाल में आत्म-विश्वास की कमी थी। वह डरता था कि इतने बड़े काम-काज को वह अकेला कैसे संभाल सकेगा।

रात में वह सो न सकता। इन ख्यालों की उधेड़-बुन में सुबह जब

उठता तो थका हुआ। स्वभाव बहुत गुस्सैल हो गया, झट-पट गुस्सा आ जाता। इन पांच दवाइयों का मिश्रण बना दिया।

(1) व्हाइट चेस्टनट (ख्यालों की उधेड़-बुन)
(2) लार्च (स्वयं-विश्वास की कमी)
(3) हार्नबीम (सुबह थका-टूटा)
(4) मिमुलस (डर)
(5) इम्पेशेन्स (गुस्सैल)

जबरदस्ती कैंसर का इलाज :

श्रीमती मितलेश शर्मा एक फौजी सिपाही की पत्नि का पटियाले में फ़ौजी अस्पताल में मुंह के छाले, गले की दुखन और पेट की खराबी का इलाज हो रहा था। कई सालों से फौजी अस्पताल की देखभाल में ही यह इलाज चल रहा था। कई बार वह एक अस्पताल से दूसरे अस्पताल के स्पैशलिस्ट के पास चैक-अप के लिए भेजी गई। आखिर उसको दिल्ली के आर्मी अस्पताल के कैंसर स्पैशलिस्ट के पास भेजा गया। स्पैशलिस्ट ने सारी दवाइयां बंद कर दी क्योंकि वह कैंसर की दवाइयां थीं और उसको कैंसर की कोई तकलीफ नहीं थी। साथ ही डाक्टर ने यह सुझाव दिया कि वह अपना इलाज किसी होम्योपैथ के पास से करवा ले।

हमने पहले अंग्रेजी दवाइयों के कुप्रभाव को दूर करने के लिए सल्फर और मर्कसाल दवाई दी, फिर बैच फ्लावर रैमेडीज़ का यह मिश्रण बना दिया :

(1) व्हाइट चेस्टनट (बीमारी का हर वक्त ख्याल)
(2) क्रैब एप्पल (तकलीफ को दूर करने की इच्छा)
(3) रैड चेस्टनट (छोटे बच्चों की चिन्ता)
(4) इम्पेशेन्स (जल्दी ठीक होने की चाह)

जब वह सेक्स में फेल हो गया :

रणजीत - 23 साल बुरी संगत में फंस गया। अपने दोस्तों के साथ एक कोठे में चला गया।

जब मैथुन के समय वह फेल हो गया तो दोस्तों के सामने उसको बहुत बेइज्जती महसूस हुई। उसके आत्म-विश्वास को बहुत धक्का लगा। इन दोस्तों की संगत में वह हस्त-मैथुन की आदत का शिकार हुआ था। आज उनके सामने ही वह नामर्द साबित हुआ। पिछले किए पर बहुत पछतावा हुआ। उदासीनता में चला गया। अपनी हालत में सुधार के लिए मनोचिकित्सक का इलाज किया। दस हजार रूपये खर्च हुए बिना किसी लाभ के। नामर्दी का ख्याल दिन-रात उसको परेशान कर रहा था। लगातार की नकारा सोच के कारण अपने कारोबार में उसका अब आत्म-विश्वास कम हो गया। अब तो उसको अपने भविष्य का डर लगने लग गया। उसके लिए (व्हाइट चेस्टनट + लार्च + मिमुलस + जैनशियन) का मिश्रण बना दिया।

वह बहुत घबराई हुई थी :

मिस स्वाती शर्मा - 19 साल - बहुत घबराई हुई थी। स्पांडेलाइटिस के कारण उसकी गर्दन में बहुत दर्द था। साथ चक्कर भी आते थे। तकलीफ हर वक्त तो नहीं थी परन्तु किसी वक्त भी शुरू हो सकती थी। वह घर से बाहर जाने वाला कोई प्रोग्राम नहीं बना सकती थी। यह डर था कि किसी वक्त भी चक्कर आने से गिर सकती थी। अब जब यूनिवर्सिटी के इम्तिहान सिर पर आ गए थे, उसको बहुत घबराहट हुई। उसका आत्मविश्वास बहुत कम हो गया था। उसके पिता ने उसको साईंस के विषय से हटा कर आर्ट्स के करवा दिए थे ताकि उसके दिमाग पर कम ज़ोर पड़े। परन्तु वह फिर भी बेचैन थी। साथ में उसको ल्यूकोरिया की शिकायत थी, बहुत पानी पड़ता था। जिससे वह पीछा छुड़ाना चाहती थी।

उसको इन चार दवाइयों (व्हाइट चेस्टनट + मिमुलस + लार्च + क्रैब एप्पल) का मिश्रण बना दिया।

वह दर्द निवारक गोलियों के बिना नहीं रह सकती थी :

श्रीमति नीलम कुमार – 40 साल – को पुराना माईग्रेन था। वो पिछले 8 साल से होम्योपैथी का ईलाज कर रही थी। परन्तु जब भी बहुत सिर दर्द का दौरा पड़ता तो उसको कोई दर्द निवारक दवाई लेनी ही पड़ती। उसको हर हफ्ते इस दर्द का दौरा पड़ता जो तीन-चार दिन रहता।

वह हर वक्त इस दर्द के दौरे के डर में रहती क्योंकि इसका कोई समय निश्चित नहीं था। इसी के ख्याल उसके दिमाग में घूमते रहते और उसको नींद भी ना आती। बदबूदार पानी का बहाव और पैरों की सूजन और परेशान कर रहे थे। वह इससे पीछा छुड़ाना चाहती थी।

उसके लिए (व्हाइट चेस्टनट + वालनट + मिमुलस + क्रैब एप्पल + चैरीप्लम) इन पांच दवाइयों का मिश्रण बना दिया।

उसका आत्मविश्वास ही कम हो गया :

जैसे-2 इम्तिहान पास आते गए कमलप्रीत सिंह का डर बढ़ता गया और आत्मविश्वास कम होता गया। वह किताब पढ़ता, परन्तु उसमें पूरा ध्यान न लगा पाता। जो कुछ पढ़ता वह भूल जाता। इम्तिहान के डर से उसकी नींद भी हराम हो गई।

दिन-रात यही सोचता कि पास कैसे होगा और अगर पास न हुआ तो बापू का क्रोध कैसे झेलेगा।

उसको (व्हाइट चेस्टनट + मिमुलस + लार्च + आलिव) का मिश्रण बना दिया।

वह काबिल था परन्तु आत्मविश्वास की कमी थी :

द्वारिकानाथ – 51 साल – गोवा में एक बैंक में मैनेजर था। दिल्ली किसी बैंक के काम के सिलसिले में आया। उसने अपनी कहानी यूं सुनाई।

वह अपने काम में होशियार था। बैंक के 6 में से 5 इम्तिहान बिना किसी तकलीफ के पास कर चुका था परन्तु छठा और आखिरी इम्तिहान देने का साहस नहीं कर सकता था। यह जानते हुए भी कि उससे कम पढ़े लिखे हुए मुलाज़िम भी ये इम्तिहान पास कर चुके हैं। उसका हौंसला ही नहीं पड़ता था कि वह इम्तिहान में बैठे। उसके जूनियर इम्तिहान देकर उससे आगे निकल गए। जिसके कारण वह ईर्ष्या की अग्नि में जल रहा था। उदास रहता और हर बात की उल्टी तरफ ही सोचता। कभी किसी बात का दो टूक फैसला नहीं कर पाता। दो-दलीली में पड़ा रहता। उसको इन पांच दवाइयों का मिश्रण बना दिया (व्हाइट चेस्टनट + हॉली + जेनशियन + स्कलरैन्थस + लार्च)।

हकलाना उसकी जिन्दगी की बड़ी रुकावट थी :

आशीश - 27 साल - यह समझता था कि हकलाना उसकी ज़िन्दगी की सब से बड़ी रुकावट है। स्कूल में फिर कॉलेज में और फिर नौकरी के दौरान वह कभी भी अपने से बाहर नहीं निकल पाया। हर वक्त डर रहता कि लोग उसका मज़ाक उड़ाएंगे, उसके हकलाने की नकल उतारेंगे और उसको दोस्तों में शर्मिन्दा होना पड़ेगा। इसलिए वह किसी सोसाटी में जाने से संकोच करता। उसके दफ्तर का आफिसर बहुत ही तीखे स्वभाव का था। उसके पास इसके टूटे-फूटे शब्द सुनने का समय ही नहीं था। इस हालात में उसका अपना आत्म-विश्वास तो खत्म हो चुका था। वह चाहता था कि वह जल्द से जल्द सब की तरह हो जाए।

उसकी मानसिक हालत को ठीक करने के लिए इन पांच दवाइयों (व्हाइट चेस्टनट + वालनट + मिमुलस + लार्च + इम्पेशेन्स) का मिश्रण बना दिया।

बुढ़ापे में नए कपड़े की क्या ज़रूरत :

हरविन्दर कौर - 60 साल - के पास संसार की प्रत्येक चीज मौजूद थे, जिनसे मनुष्य को हमेशा खुश रहना चाहिए। जब उसके पौते ने दादी

की पुरानी कमीज़ की तरफ इशारा किया और कहा कि अब नई कमीज़ डालो तो वह कहने लगी, इस बुढ़ापे में नए कपड़े की क्या जरूरत। इस जवाब से यह बात स्पष्ट हो गई कि हरविन्दर कौर की सोच नकारा है। जब हरविन्दर कौर ने अपने इलाज के लिए बताया कि उसे पुरानी पेट की तकलीफ - बद-हज़मी है, ऊंचे डकार आते हैं और वह किसी सभा, सोसायटी में जाने से कतराती है। वह इन डकारों से छुटकारा पाना चाहती है तो उसको (व्हाइट चेस्टनट + वालनट +क्रैब एप्पल + जैनटियन) का मिश्रण बना दिया।

दवा का असर देखने का भी वक्त नहीं :

अश्मीत कौर का गला बहुत खराब था और अगले दिन बोर्ड का इम्तिहान था। होम्योपैथिक दवाई तो वह ले चुकी थी परन्तु उसके पास तो दवा का असर देखने का भी वक्त नहीं था। अंकल मेरी हालत बहुत बुरी है। नाक बह रहा है, आंखों में से आंसू निकल रहे हैं, छीकों पर छींकें आ रही हैं। मैं कैसे पढ़ सकती हूं? आज के दिन और रात में पूरे सत्र का कोर्स दोहराना है। होम्योपैथिक दवाई से मुझे सिर दर्द में तो आराम है परन्तु सर्दी जुकाम की तकलीफें बाकी हैं। होम्योपैथी की दवाई कब यह तकलीफें दूर करेगी और कब मैं पढ़ सकूंगी?

अश्मीत की बात से यह सिद्ध हो गया कि उसको इम्तिहान के डर से अपने रेशा जुकाम से छुटकारा पाने की बहुत जल्दी है। उसको तीन दवाइयों का मिश्रण बना दिया : (व्हाइट चेस्टनट + मिमुलस + इम्पेशेन्स)

एक गाय की अजीब हरकत :

मोहन सरूप - 70 साल - किसान किसी काम के लिए आगे की तरफ झुका। उसके पास ही पीछे एक विलायती गाय जो गर्म थी, खड़ी थी। पता नहीं गाय को क्या सूझा उसने अपनी अगली टांगें उठा कर मोहन सरूप के कंधे पर रख दी और मोहन सरूप उसके वजन से नीचे गिर पड़ा। क्या

गाय ने मोहन सरूप को एक बैल समझा? इसका कोई पता न लग पाया। मोहन सरूप कैसे उस कई मन वज़न के नीचे से निकला, यह भी एक अचम्भा था। परन्तु उसकी टांगें और छाती बुरी तरह छिल गई। वह ऐसे महसूस करता कि उसकी टांगों में तो रक्त का दौरा बिल्कुल ही बंद हो गया है। उसके मन में डर बैठ गया कि अगर उसने कोई काम किया तो उसके रक्त का दौरा बंद हो जाएगा। उसका अपने आप पर से भरोसा उठ गयां और वह किसी काम को करने में शर्म महसूस करता। (लार्च + मिमुलस) की तीन खुराक लेने के बाद वह नार्मल हो गया।

आधा-अधूरा लिया हुआ केस ठीक नहीं होता :

दिलशाद - 8 साल - बहुत गुस्सैल था। उसकी माता ने इतनी ही बात बताई कि जब दिलशाद को गुस्सा आता है तो वह पागल हो जाता है कोई भी चीज़ तोड़ देता है। कभी अपना माथा ही दीवार में मारता है। कोई ऐसी दवाई दो जिससे इसका क्रोध कम हो जाए। उसको चैरी प्लम दवाई तीन बार रोज एक हफ्ता दी परन्तु उसके स्वभाव में कोई फर्क न पड़ा।

मैंने उसका सारा केस दोबारा लिया। दिलशाद को रात को डर का दौरा पड़ता था और वह अचानक सोया हुआ उठ के बैठ जाता था। वह अपनी माता के साथ चिपका हुआ रहना चाहता था और उसको घर का काम भी नहीं करने देता था। हर वक्त उसके पास ही रहना चाहता था। उसके स्वभाव के मुताबिक इन तीन दवाइयों का मिश्रण देने से तुरंत फर्क पड़ गया :-

(1) रॉक रोज़ (डर के लिए)

(2) चैरी प्लम (बहुत क्रोध के लिए)

(3) चिकौरी (हर वक्त माता के साथ चिपके रहना)।

उसको सम्पत्ति की पकड़ बढ़ती गई :

देवी दयाल - 82 साल - की बाईपास सर्जरी हो चुकी थी, परन्तु

अभी भी उसको दिल की तकलीफ रहती थी। कभी-2 नर्सिंग होम में जाने की जरूरत रहती थी।

वह अपने घर में अपनी विधवा लड़की के परिवार के साथ रहता था क्योंकि उसकी पत्नी का देहांत हो चुका था। पिछले कुछ दिनों से उसका स्वभाव बहुत चिड़चिड़ा हो गया था, जैसे-जैसे उसको अपना अंत नज़दीक आता दिखाई देता उनको अपनी संपत्ति की लालसा बढ़ती लगती - अपने बैंक के कागज, शेयर सर्टिफिकेट, फिक्सड डिपोज़िट, रसीदों की बार-2 जांच करता। यह परिवर्तन तब आया जब वह नर्सिंग होम में अच्छी रकम देने के बाद घर आया। उसकी मानसिक दशा को ठीक करने के लिए इस मिश्रण ने मदद की : (मिमुलस + चिकौरी + इम्पेशेन्स)।

नींद में उल्टी दिशा को चल पड़ा :

हरनीत - 18 साल - रात पेशाब करने के लिए उठा और बजाए दाईं तरफ बाथरूम की तरफ जाने के, बाईं तरफ के दरवाजे में से निकल कर बरामदे में पेशाब करने लगा जहां उसका पिता सोया हुआ था। पिता के पूछने पर कि क्या कर रहा है उसने नींद में ही कह दिया "पेशाब कर रहा हूं।" जब पिता ने झंझोड़ा तो होश आई, बहुत शर्मिंदा हुआ और बाथरूम की तरफ चल पड़ा।

चाहे यह हादसा पहली बार हुआ था, परन्तु हरनीत के दिल में डर बैठ गया कि हादसा दोबारा भी हो सकता है। इसलिए उसके मन में हर वक्त का खिंचाव पैदा हो गया जिससे वह झटपट पीछा छुड़ाना चाहता था। उसको (व्हाइट चेस्टनट + मिमुलस + इम्पेशेन्स) का मिश्रण बना दिया।

उसको पांच साल तक गर्भ न ठहरा :

मिसिज़ कपूर - 29 साल - को पिछले 5 साल के वैवाहिक जीवन में एक बार भी गर्भ न ठहरा। पिछले 4 महीने से बड़ी सख्त कब्ज़ थी जो किसी दवाई से नहीं ठीक नहीं हो रही थी। पिछले तीन साल से हारमोन्स

की मदद भी व्यर्थ गई। पति का वीर्य ठीक था। उसका अपना अण्डा भी ठीक था। परन्तु सम्भोग के समय दोनों का मेल एक वक्त नहीं होता था। पिछले तीन साल से कई उपाय किए परन्तु गर्भ न ठहरा। अब वह हार गई थी और हौंसला हार चुकी थी। उसके स्वभाव के मुताबिक यह नुस्खा तैयार हुआ।

(1) स्कलरेन्थस (हर काम को पीछे पाने की रूचि)
(2) लार्च (आत्म-विश्वास की कमी)
(3) मिमुलस (डर-बांझ होने का)
(4) व्हाइट चेस्टनट (हर वक्त वही सोच)
(5) इम्पेशेन्स (बेसबरी)

नामर्दी का डर उसको खाए जाता :

संजय को सुहागरात के दिन ही यह डर लग गया कि वह नामर्द है। पिछले एक साल में वह एक बार भी संभोग का आनंद न ले सका। बीबी से मेल के समय उसका लिंग सीधा ही नहीं होता था। चाहे उसकी बीबी के कहने के मुताबिक आगे-पीछे रात सोए हुए उसकी इंद्री में काफी अकड़ाव होता था। अर्थात् उसकी इंद्री का अकड़ाव पीछे की तरफ होता था। डाक्टरों के टेस्ट अनुसार उसमें कोई नुक्स नहीं था।

इस साल पहले उसके घर में चोरी हुई थी और उसको विश्वास था कि यह चोरी उसके पड़ोसी ने करवाई है, उसके साथ अब बहुत ईर्ष्या थी और बदला लेने की भावना थी। अपने से आत्म-विश्वास हट गया था और हर वक्त अपनी लाचारी पर कुढ़ता रहता था।

उसको (व्हाइट चेस्टनट + लार्च + मिमुलस + हॉली + स्कलरेन्थस) का मिश्रण बना दिया।

हाई ब्लड-प्रेशर के साथ शूगर - वह डर गई :

मिसेज़ स्नेह तलवाड़ - 41 साल - ने पिछले 15 साल से दवाइयों और अपने खाने-पीने पर कंट्रोल रख कर ब्लड-प्रेशर को बढ़ने से रोका

हुआ था। परन्तु अगर एक दिन भी दवाई लेना भूल जाती तो ब्लड-प्रेशर बढ़ जाता।

पिछले दिनों जब उसको अपनी सेहत का चैक-अप करवाते हुए यह पता चला कि उसकी शुगर भी जायज़ सीमा के किनारे पर जा पहुंची है तो वह डर गई हाई ब्लड-प्रेशर के साथ शुगर होने की हालत में तो वह 50 साल भी नहीं पूरे करेगी। फिर उसके छोटे बच्चों का क्या बनेगा? यह चिंता उसको दिन-रात खाए जाती थी। वह जल्दी से जल्दी अपनी बीमारी से मुक्त होना चाहती थी।

उसको (व्हाइट चेस्टनट + रैड चेस्टनट + मिमुलस + क्रैब एप्पल इम्पेशेन्स) का मिश्रण बना दिया।

बार-बार फेल होने के कारण मायूस होना :

जब व्यक्ति एक लंबे अरसे से बार-बार फेल होता रहे और भविष्य में भी कोई उजाले की किरण नज़र न आए तो वह मायूस हो जाता है। बहुत बार तो वह अपना आत्म-विश्वास खो बैठता है। और हार मान लेता है। चाहे केस लम्बी बीमारी का हो या कचहरी में कभी न खत्म होने वाला कोई केस हो या खानदान के झगड़े। सबसे ज्यादा नुकसान भी उसका होता है जो हौंसला हार जाए। जब ओम प्रकाश को पता चला कि जो केस उसने छोटी अदालत में जीता है, उसकी अपील हाई कोर्ट में दूसरी पार्टी ने कर दी है तो उसका हौंसला टूट गया। उसको विश्वास हो गया कि अपनी जिंदगी में कभी उसको न्याय नहीं मिलेगा। वह बिल्कुल मायूस हो गया और अपना आत्म-विश्वास खो बैठा उसको (गार्स + लार्च) का मिश्रण बना दिया।

उल्टी खोपड़ी :

रिशब बंसल - 5 साल - बड़ी उल्टी खोपड़ी का बच्चा था। बहुत जिद्दी और तोड़-फोड़ करने की रूचि वाला। दो मिनट भी आराम से नहीं

बैठ सकता था। अपने छोटे भाई को बहुत मारता था। उसके खिलौने छीन कर तोड़ देता और टुकड़े भी बाहर फेंक देता। परन्तु छोटे को अपने खिलौनों को हाथ तक न लगाने देता। घर की कोई चीज़ न छोड़ता। रेडियो, टेलीविज़न, घड़ी, दीवार पर लगी तस्वीरें, फर्नीचर कुछ भी उसकी मार से न बचा। परन्तु वह था बहुत होशियार - अपनी क्लास में हमेशा फर्स्ट आता। उसकी माता ने उसकी मानसिक दशा के परिवर्तन की इच्छा प्रगट की। परन्तु साथ में यह शर्त रखी कि उसकी दिमागी लियाकत में कोई फर्क नहीं आना चाहिए। उसके लिए (चैरी प्लम + इम्पेशेन्स + चिकौरी) का नुस्खा बना दिया। अपने माता की विछोह वह बिल्कुल नहीं सह सकता था इसलिए (चिकौरी)।

मानसिक झटके से शारीरिक रोग :

तीर्थ सिंह - 75 साल - बहुत खुश रहने वाला एक स्वस्थ पुरुष था। कभी भी उसको कोई छोटी-मोटी तकलीफ होती तो बिना किसी इलाज के अपने आप ठीक हो जाती। वह जालंधर अपने लड़के के पास कुछ दिनों के लिए रहने के लिए गया। वहीं पर उसको बहुत कमज़ोरी महसूस हुई तो चैक-अप करवाया। शूगर 210/120 निकली, जो बहुत ज्यादा थी। इससे पहले उसको कभी कमज़ोरी नहीं हुई थी और न ही उसको कभी शुगर चैक करवाने की जरूरत पड़ी थी। वह बड़े विश्वास से कहता कि उसके सारे रोग का कारण वह मानसिक झटका है जो उसको वह हादसा देख के लगा कि जब उसकी बहू गुसलखाने में पैर फिसल कर गिरी और उसकी बाजू की हड्डी टूट गई। गुसलखाने में वो उसी के काम के लिए गई थी। न तो वह दृश्य उसके सामने से हटता था और न पछतावा कि उसके कारण दुर्घटना हुई।

उसको (व्हाइट चेस्टनट + पाईन + स्टार ऑफ बीथलैम + आलिव) का मिश्रण बना दिया।

जब नुस्खा बदलना जरूरी हो गया :

डा० सरनजीत को बैच फ्लावर रैमेडीज़ के इलाज से बहुत लाभ हुआ था परन्तु उसने शिकायत की कि अब उसे पहले नुस्खे से कोई लाभ होता दिखाई नहीं देता क्योंकि वह सुबह उठ के ताज़ा महसूस नहीं करता। सुबह से तो वह शाम को अच्छा महसूस करता है। मन में उल्टे-सीधे ख्याल घूमते रहते हैं। जिंदगी कुछ बेमज़ा सी लगती है। काफी लंबा इलाज चला है अब मैं इससे ऊब चुका हूं। अब मैं जल्दी ही इन तकलीफों से छुटकारा पाना चाहता हूं।

यह अब वाली तकलीफें तो पहले की तरह सांझी ही थी और कुछ बातें बिल्कुल नई बता रहा था। दोबारा नुस्खा अब की स्थिति से यह बना :

(1)	व्हाइट चेस्टनट	(हर वक्त के ख्याल)
(2)	इम्पेशेन्स	(जल्दी आराम चाहता)
(3)	हार्न बीम	(सुबह थकावट महसूस करता)
(4)	आलिव	(जिंदगी बेमज़ा समझता)
(5)	स्टार आफ बैथलहम	(तकलीफों से जान छुड़ाने की इच्छा)

लम्बे इलाज से निराशा हो गई :

श्रीमती साधना किदवानी - पिछले 6 सालों से अपनी तकलीफों का इलाज करवा रही थी। कभी आराम आ जाता दोबारा तकलीफ हो जाती। कभी एक ठीक होती तो दूसरी पैदा हो जाती। थक गई थी और बिल्कुल निराश हो गई थी कि वह कभी भी ठीक हो सकेगी या नहीं।

लखनऊ के बड़े डाक्टरों के इलाज से उसकी गर्दन का स्पांडेलाइटिस तो कुछ ठीक हुआ परन्तु जब वह रीढ़ की हड्डी के बीच लम्बर स्पांडेलाइटिस एक्स-रे में आया तो उसकी पीठ का दर्द असह्य हो गया। ऐलोपैथी, होम्योपैथी किसी भी इलाज से इसका आराम न आया। तो वह अपने पिता के बुलाने पर दिल्ली बैच फ्लावर रैमेडीज का इलाज करवाने आई।

उसने साथ ही अपने दिल की बात बता दी कि उसको बिल्कुल मायूसी हो चुकी है कि वह किसी इलाज से ठीक हो सकती है। हर वक्त उसको अपने भविष्य का डर रहता है। विपरीत सोच से वह हर चीज को उल्टी तरफ देखती है। उसको (गार्स + मिमुलस + जैनशियन) का मिश्रण बना दिया और उसकी हैरानगी की कोई हद न रही जब तीन दिन बाद उसको 50% लाभ महसूस हुआ।

छपाकी - से वह सो न सकी (रक्तपित्ती) :

हरविंदर कौर ने शिकायत की कि वह पिछली सारी रात खारिश से परेशान रही - सो नहीं सकी। उसने ऐपिस, थाइराडिनम ली कोई आराम नहीं आया। रैसक्यू भी कई बार ली परन्तु कोई खास आराम नहीं आया।

दिन तो जैसे-तैसे गुजर गया अब फिर अगली रात आने वाली है क्या यह भी जाग कर काटनी पड़ेगी?

दूसरी चिंता यह थी कि मेरी बीमारी ठीक न हुई तो मेरा दूध पीता बच्चा भी कहीं इस तकलीफ का शिकार न हो जाए। वह जल्दी से जल्दी छपाकी से जान छुड़ाना चाहती थी।

उसको (व्हाइट चेस्टनट + मिमुलस + इम्पेशेन्स) का मिश्रण बना दिया।

वह परेशानी की साक्षात मूर्त थी :

मिसेज़ सत्या - 28 साल की पाचन क्रिया के मारे अंग दुखित थे। ऐसीडिटी - गैस - डकार - में दर्द, पेट खराब, जिगर बचपन से ही ठीक काम नहीं करता था फिर भी अस्पताल में सारे टेस्ट नार्मल थे। उदासीनता उसके चेहरे पर लिखी हुई थी।

9 साल पहले उसको एक दमे का भयानक दौरा पड़ा था। जो 6 महीने रहा कहते हैं यह किसी भूत-प्रेत की छाया थी। लम्बी बीमारी ने उसका स्वभाव चिड़चिड़ा कर दिया। 20 साल के अंग्रेजी इलाज में वह यह भी

न जान पाए कि उसको बीमारी कौन सी है। "सारे टेस्ट नार्मल हैं" इससे उसकी कोई तसल्ली न हुई। वह तंग आ चुकी थी और जल्दी से जल्दी इन तकलीफों से पीछा छुड़ाना चाहती थी। उसको (व्हाइट चेस्टनट + वालनट + मिमुलस + क्रैब एप्पल + इम्पेशेन्स) का मिश्रण बना दिया।

शरीर फूलने की चेतना :

बनारसी को आए दिन माइग्रेन के कारण छुट्टी करनी पड़ती। जिसका इलाज इलाज दर्द-निवारक गोली खाकर कर लेता। चाहे वह बीमारी काफी पुरानी थी उसने कभी इस बीमारी को दूर करने का कोई पक्का इलाज न किया न ही इसके बारे में कभी सोचा। उसको एक ही वहम खा गया था कि वह मोटा हो रहा है और किसी को उसका मोटा होना दिखता नहीं था। परन्तु उसको पक्का वहम था। जब वक्त मिलता वह शीशा देखता कि पहले से कितना मोटा हो गया है। डर भी लगता कि मोटा होने से तो कितने रोग हो जाते हैं। (व्हाइट चेस्टनट + पाईन + क्रैब एप्पल + मिमुलस) का मिश्रण तीन बार रोज़ लेने से 4 दिन बाद उसका वहम दूर हो गया।

उसका दिमाग एकदम सुन्न हो जाता :

द्वारिका नाथ – 51 साल – गोवा में बैंक का मैनेजर था। किसी दफ्तर के काम से दिल्ली आया तो अपने मित्र के सुझाव पर हमारे पास इलाज के लिए आया। उसकी बड़ी तकलीफ यह थी कि कोई काम करते हुए उसका दिमाग अचानक सुन्न हो जाता और वह बुत का बुत बना रह जाता, चाहे वह बात कर रहा हो या हिसाब कर रहा हो। वह बिल्कुल नकारा हो कर इधर-उधर देखता रहा। कभी तो यह हालत एक मिनट में ही ठीक हो जाती और कभी यह कुछ देर के लिए कायम रहती। उसको इस स्थिति से डर भी लगता और उसका आत्म-विश्वास भी कम हो गया। हर वक्त की विपरीत सोच के कारण उदास रहता था उसको (व्हाइट चेस्टनट + मिमुलस + लार्च + जैनशियन) का मिश्रण बना दिया।

पड़ोसी की नीचता :

जब संजय – 33 साल – को यह पता लगा कि उसके घर में चोरी उसके पड़ोसी ने ही करवाई है तो उसको बड़ा दुःख लगा पड़ोसी के लिए मन में घृणा हो गई मन में हर वक्त एक डर पैदा हो गया। बुरे आदमी की दुश्मनी का भी डर – किसी के सामने बता भी नहीं सके कि उसकी चोरी किसने करवाई है। अपने ऊपर से उसका आत्म-विश्वास समाप्त हो गया। बड़ा उदास रहने लग पड़ा। हर मामले का उलटा सोचता। पड़ोसी का सब से नज़दीकी रिश्तेदार समझा जाता है और जब पड़ोसी ही दुश्मनी करे तो व्यक्ति क्या करे?

(व्हाइट चेस्टनट + जैनशियन + लार्च + मिमुलस + हॉली) का मिश्रण बना दिया।

मानसिक टेंशन से मजबूर अपना गर्भ ही गिरा दिया :

मिसेज नंदा – 47 साल – ने बड़ी उम्र में एक विधुर से विवाह कर लिया जिसकी पिछले विवाह से 2 लड़कियां थीं। पहले दिन से ही बड़ी लड़की ने उसे मां मानने से इंकार कर दिया और सदा दुश्मनी भाव से ही बात करती।

मिसेज़ नंदा ने हर कोशिश की कि वह अच्छी सौतेली मां बन सके। परन्तु वह इस कोशिश में असफल रही। यहां तक कि उसने अपना गर्भ भी गिरा लिया कि घर में सुख चैन रहे। परन्तु इस कुर्बानी का कोई फ़ल न मिला। बड़ी लड़की उसकी बेइज्जती करती रही। और उसका पति चुपचाप यह देखता रहा। उसके मन में यह डर बैठ गया कि पति कहीं उसे छोड़ न दे।

मानसिक टेंशन के कारण उसको अनेक शारीरिक रोग हो गए – बाल सफेद हो गए, कान बहने शुरू हो गए, अंग-अंग दुःखता; गर्दन की दर्द, टांगों, एड़ियों का दर्द। ऋण पक्ष की सोच। डर, इस बात का दुःख कि उसकी

करनी की कोई कद्र नहीं हुई। यह याद करके वह रो पड़ती। हर वक्त अपने साथ हुए अन्याय का दु:ख महसूस करती।

उसको (व्हाइट चेस्टनट + जैनशियन + मिमुलस + ऐस्पन + चिकौरी) का मिश्रण दिया।

एक ही शब्द बार-बार दोहराता :

तरुण - 17 साल - का जन्म से पहले चिमटी के प्रयोग से हुआ था और उसके दिमाग का श्वकाम ढीला ही रहा। वह पढ़ाई में बहुत ही कमज़ोर था। पिछले 4 महीने से उसके स्वभाव में बहुत परिवर्तन आया। वह कभी-कभी क्रोध में पागल हो जाता है। सारा समय कोई शब्द ले कर उसका जाप शुरू कर देता है। कोई भी ख्याल जो मन में आए वही शब्द बार-बार बोले जाता है - जब तक जागता है।

6 महीने पहले उसके क्रोध पर कंट्रोल करने के लिए बिजली के झटके दिए गए थे। एक साल की उम्र में उसको बहुत बुखार हुआ जो दिमाग पर चढ़ गया जब वह बेहोश हो गया था तब से ही उसका दिमाग कमज़ोर हो गया है और उसकी दवाइयों के ज़ोर पर काबू में रखा हुआ है।

पहले उसको एक खुराक (Arnica) अर्निका-cm की दी ताकि जो बिगाड़, चिमटी के प्रयोग से बच्चा पैदा करने के वक्त हुआ हो, वह ठीक हो जाए।

उसको (व्हाइट चेस्टनट + इम्पेशेन्स) का मिश्रण दिन में तीन बार लगातार देने से एक हफ्ते बाद उसका क्रोध कम हो गया और शब्दों को दोहराना भी कम हो गया। वही दवाई जारी रखी।

आँख पर फुंसी :

डा० के०के० सिंह ने बिहार से गणेश पांडे - 21 साल - को मेरे पास इलाज के लिए भेजा। उसकी आँख पर फुंसी बार-बार हो जाती।

सटैफीसैप्रीया से दर्द तो हट गया था परन्तु थोड़ी सूजन बाकी रह गई थी, स्टैफिस एग्रिया जिसको वह हटाना चाहता था। रात को उसको नींद न आती। उसको अपने साथी की याद सताती जो कुछ समय पहले एक सड़क पर हुई दुर्घटना में मर गया था।

कभी-कभार उसको बैठे-बिठाए बिना किसी कारण एकदम पसीना छूट पड़ता। सारा शरीर गीला हो जाता। पिछले छः महीने से किसी डाक्टर को यह समझ ही नहीं पड़ सकी कि इस बिना कारण पसीना छूटने की दवाई क्या हो सकती है। गणेश पांडे को इसका भी डर लग रहा था कि यह कोई नई किस्म की बीमारी उसको चिपक गई है।

उसको (व्हाइट चेस्टनट + मिमुलस + क्रैब एप्पल + ऐस्पन) का मिश्रण देने से बड़ी जल्दी आराम आना शुरू हो गया।

लायक परन्तु आत्म-विश्वास नहीं :

हर्शिता - 20 साल - बड़ी लायक लड़की थी। परन्तु उसमें विश्वास नहीं था। यूनीवर्सिटी में उसके बड़े अच्छे नम्बर आए और उसके पास अपने भविष्य के लिए धंधा (carrier) चुनने के सारे साधन मौजूद थे परन्तु उसको अपने के लिए धंधा चुनने में बहुत कष्ट हो रहा था। एक तो उसमें आत्म-विश्वास की बहुत कमी थी और दूसरा उसको अपने लिए धंधे को चुनना बहुत मुश्किल था। उसके मन में हर धंधे के धन पक्ष व ॠण पक्ष की खींचातानी रहती। मन परेशान रहता फैसला कर न पाती। डर भी लगता कि अगर चुनाव गलत हो गया तो सारी उम्र भुगतना पड़ेगा।

उसको (व्हाइट चेस्टनट + मिमुलस + लार्च + वाईल्ड ओट) का मिश्रण बना दिया।

उल्टियां बंद न हुईं :

मीनू - 28 साल - मेरठ से यह शिकायत लेकर आई कि पिछले 1¼ साल से जबसे उसके दूसरे बच्चे ने जन्म लिया है, वह बीमार ही रही

है। जो कुछ भी रात को खाती है वह दूसरी सुबह कुछ बलगम के साथ उल्टी कर देती है। भूख नहीं लगती। नींद नहीं आती। न दिन को और न ही रात को। वज़न कम होता जा रहा है। कोई काम करने को दिल नहीं करता। हर वक्त लेटे रहना चाहती है। ज़रा सा काम करले तो थक जाती है।

ऐलोपैथी वालों को किसी बीमारी का पता न लगा न ही वह उल्टियों को रोक सके। हकीम के इलाज से भी कोई लाभ न हुआ। उसको अपने भविष्य से डर लगता है। वह इनसे मुक्ति पाना चाहती है। उसको पहले 1 खुराक पाईरोज़न-1M दी तो जो जनन के वक्त का जहर कष्ट न दे सके और (व्हाइट चेस्टनट + मिमुलस + क्रैब एप्पल + हार्न बीम + आलिव) का नुस्खा बना दिया। 1 महीने बाद जब वह वही दवाई लेने आई तो कहने लगी कि उसको 80% आराम है।

बुखार के बाद कमज़ोरी :

सुभाष का वाईरल बुखार तो होम्योपैथिक दवाई से टूट चुका था। परन्तु वह पूरी तरह ठीक नहीं हुआ था। बुखार उतरे सात दिन हो चुके थे। परन्तु उसकी कमज़ोरी नहीं गई थी। थोड़ा काम करने पर ही थक जाता। कुछ खांसी भी रह गई थी जो तंग करती थीं। खांसी के लिए जैनशियन और शारीरिक कमजोरी के लिए ऑलिव - (जैनशियन + ऑलिव) का मिश्रण तीन बार रोज़ लेने से तीन-चार दिन में ही उसकी हालत बदल गई।

चश्में के शीशे का नम्बर दुगुना हो गया :

प्रिया कौर - 8 साल - को हमारे पास आँख के नुक्स के लिए लाए। उसके चश्में के शीशे का नम्बर दुगुना हो गया था। अभी पिछले महीने ही तो चश्में का नम्बर लिया था। डाक्टर को समझ नहीं आ रहा था कि इतनी जल्दी नम्बर क्यों बढ़ रहा है। आँखों में कोई खराबी नज़र नहीं आ रही थी।

प्रिया की सगी मौसी कुछ दिन पहले कैंसर से मरी थी। प्रिया को अपना डर पड़ गया क्योंकि उसने सुना था कि कैंसर कमज़ोर बच्चों को

जल्दी पकड़ लेता है और वह बहुत कमज़ोर थी। दूसरी परेशानी यह थी कि उसका सारा परिवार – उसके माता-पिता और एक भाई हिन्दुस्तान छोड़ कर बाहर जाना चाहते थे – इंग्लैंड या अमरीका। वह अमरीका जाना चाहती थी और भाई इंग्लैंड जाने पर ज़ोर दे रहा था। इस समस्या से भी वह परेशान थी। उसके मन की दशा को ठीक रखने के लिए (आलिव.+ मिमुलस + स्कलरेन्थस) का मिश्रण बना दिया। (यह दवाई मन की परेशानी को दूर करने के लिए है, चश्में के शीशे के नम्बर की नहीं)।

नामर्दी के डर ने उदास कर दिया :

राजीव – 23 साल – ने काफी समय अपने दोस्तों की संगत में हस्तमैथुन किया। उसको लगा कि उसकी इंद्री छोटी हो गई है। अपनी मर्दानगी की परख के लिए वह एक वेश्या के कोठे पर चला गया और संभोग की क्रिया में फेल हो गया।

शर्म और खामोशी की मूर्ति बन कर वह एक मनोचिकित्सक के पास चला गया। 1½ महीने के इलाज में 10 हजार रुपये खर्च कर लाभ न हुआ। उदासीनता में चला गया। अपनी नामर्दी का डर दिन-रात सताने लगा। और उसका आत्म-विश्वास कम हो गया। घरवालों को फिक्र लग गई कि जवान बेटा किस परेशानी में घिर गया है। वह बता भी न सके कि उसके कौन-सा दुःख है। उसकी मानसिक हालत के अनुसार इन दवाइयों का मिश्रण बना दिया (व्हाइट चेस्टनट + मिमुलस + लार्च + जैनशियन)

वह महान् शख्सीयत के बावजूद उदास रहता :

नरेश कुमार एक महान् व्यक्तित्व रखने वाला भला पुरुष था। एक बैंक में उच्च-अधिकारी के पद पर कार्यरत था। दिल का बड़ा साफ, दूसरों के दुःख में हमदर्द, भगवान से डरने वाला था। कई बार तड़क कर भूखे गरीब को देखकर अपने टिफिन में से रोटी निकाल कर दे देता। परन्तु वह कभी भी खुश न रहता। वह बहुत डरपोक था सदा विपरीत सोचता था।

उसको अपने बेटे का बहुत फिक्र था, क्योंकि वह ठीक ढंग से पढ़ता नहीं था। इम्तिहान में फेल हो जाता। हर वक्त डर लगा रहता कि कोई मुसीबत आने वाली है। इसलिए सारे काम जल्दी-2 खत्म करने की कोशिश करता। अपना आत्म-विश्वास नहीं था। उल्टे-सीधे ख्याल दिमाग में घूमते रहते।

पहले एक हफ्ता उसको जैनटीयन तीन बार रोज़ दी। फिर (व्हाइट चेस्टनट + रैड चेस्टनट + इम्पेशेन्स + लार्च + ऐस्पन) का मिश्रण दिया।

आप्रेशन से भी खून का बहाव बंद न हुआ :

मिसेज़ हरजिंदर कौर - 48 साल - का गर्भाशय निकाल दिया गया क्योंकि उसके अंदर कैंसर वाला ट्यूमर था। उसके बाद आठ महीने रेडीयम का इलाज चलता रहा। परन्तु गर्भाशय में से लहू का निकास जारी रहा। रक्त की गिनती (Blood Count) 10.8 से कम होकर 8.9 रह गई और अब डाक्टर कहते हैं कि खून चढ़ाना पड़ेगा। एक हकीम ने दावा किया है कि देसी दवाई से रक्त की गिनती बढ़ाई जा सकती है।

हरजिंदर कौर समस्या में पड़ गई कि कौन-सा इलाज करवाए। वह किसी तरह खून की गिनती और नीचे जाने से बचना चाहती थी। लहू का वेग दूर करना चाहती है। अंदर से शंका है इसका बहाव बंद होगा भी या नहीं।

उसको पहले तो चाईना-30 दी ताकि लहू के निकास से हुई कमज़ोरी दूर हो। फिर उसकी मानसिक हालत के अनुसार यह दवाइयां दी :

(क्रैब एप्पल + मिमुलस + जैनशियन + स्कलरेन्थस) दो महीने के इलाज के बाद वह बिल्कुल ठीक हो गई।

अमरीका जाकर आँख खुली :

मिसेज़ चंडोक - 56 साल - बड़ी खुशी-खुशी अपने बेटे के पास अमरीका गई। बेटे की शादी का तलाक हो चुका था। और वह बेटे को 6

महीने दिलासा देने गई थी। क्योंकि उसकी तलाकशुदा पत्नी ने उसको बहुत दु:खी किया था। जब वह वापिस आने लगी तो जो कड़वे शब्द उसके बेटे ने कहे, उससे उनकी आँखें खुल गई। वह अपने पुत्र की इस हरकत से बहुत दु:खी हुई, खूब रोई। वह अपने बूढ़े पति को अकेला छोड़ कर बेटे की मदद के लिए अमरीका गई कि वह दूसरे मुल्क में अकेले तलाक का दु:ख न सहे। परन्तु इसके बदले उसने मां को अपनी सारी मुसीबत का कारण कहा। उसने पति को नाराज़ किया। अपनी सीधी चलती हुई जिंदगी में बाधा डाली। और अब बेटा भी नाराज़ हो गया। अब पछताने लगी कि न तो अच्छी पत्नी बनी और न ही अच्छी मां। बहुत कमज़ोरी महसूस करती। सिर दर्द, स्पांडेलाइटिस का दर्द, मन में पछतावा, इनसे मुक्त होना चाहती थी। उसको (हार्न बीम + आलिव + पा़ईन + क्रैब एप्पल + चिकौरी) का मिश्रण दिया।

बैच फ्लावर दवाइयों का प्रतिक्रम (Reaction) :

जब मिस्टर गुप्ता ने बताया कि उसको बड़े सालों से गैस की तकलीफ है। डाक्टरी टेस्ट भी साफ हैं फिर भी डाक्टरी दवाई से आराम नहीं आया। डर लगता है। दूसरों का फिकर रहता है। तो (ऐस्पन + मिमुलस + व्हाइट चेस्टनट + वालनट + क्रैब एप्पल) का मिश्रण दिया। दवाई लेने के बाद वह कहने लगा कि दवाई का प्रतिक्रिया हुई है। उसको बहुत पसीना आया, चक्कर आए और उसने दवाई छोड़ दी।

उसको तसल्ली दी कि कई साल की पुरानी बीमारी दो दिन में नहीं खत्म होती और बहुत पसीना आना कोई खतरनाक बात नहीं बल्कि यह अंदर का ज़हर बाहर निकालने का कुदरती रास्ता है। केस दुबारा लिया तो वो कहने लगा कि एक तो बहुत कमज़ोरी महसूस करता है दूसरे उसका मन बहुत दुविधा में फंसा हुआ है। अंग्रेजी इलाज फेल हो चुका है। और इलाज कामयाब नहीं हुए। बैच फ्लावर का भी प्रतिक्रम देख लिया। मैं दो-दलीली में फंस गया हूं। इलाज जारी रखूं या छोड़ दूं। उसको दूसरे नुस्खे में (आलिव + स्कलरेन्थस) दी। तीन खुराकों से आराम हो गया।

चेहरे का रंग काला हो रहा था :

हरप्रीत सिंह – 23 साल का सुंदर जवान था। जिसके चेहरे का रंग पहले बहुत साफ था परन्तु पिछले कुछ दिनों से रंग काला पड़ रहा था। पीठ पर पित्त के छोटे-छोटे दाने भी बढ़ रहे थे और मोटे हो रहे थे। वह जब भी शीशा देखता लगता कि रंग पहले से और काला हो रहा है। अब वह डरने लगा कि अगर इसी तरह रंग बदलता गया तो वह बिल्कुल काला हो जाएगा। कोई बहुत धूप में भी नहीं घूमता था इसलिए रंग काले होने का कारण भी समझ में नहीं आ रहा था। वह चाहता था कि उसका कालापन दूर हो और पीठ के दाने भी हट जाए। उसको (व्हाइट चेस्टनट + मिमुलस + क्रैब एप्पल) का मिश्रण रोज़ तीन बार लेने के लिए बना दिया।

बीवी की मौत ने उसको तोड़ दिया :

मेजर एस०एल० शर्मा हर वक्त सांस की घुटन महसूस करता था। जब भी किसी बंद कमरे में जाए या वायुमंडल में धुंआ उड़ रहा हो तो उसको सांस लेने में तकलीफ होती। तीन हफ्ते हुए जब उसकी पत्नी का एक दुर्घटना में देहांत हो गया। तब से उसकी हालत बहुत बिगड़ गई है। घर के अंदर दम घुटता है। बाहर वह जाता नहीं। लोगों से मिलना पसंद नहीं करता। बात-2 पर रोना निकल जाता है।

दोनों बेटे फौज़ में हैं। अपने-अपने परिवार समेत अलग रहते हैं। एक बेटी जो अपने परिवार वाली है उसके साथ के लिए कुछ दिन उसके पास रहती है। जब लड़की घर चली जाएगी तो वह बिल्कुल अकेला रह जाएगा। यह डर दिन-रात खा रहा है। कुछ काले धब्बे भी शरीर पर आ गए हैं। जो उसको अच्छे नहीं लगते। उसको (स्टार ऑफ बीथलैहम + मिमुलस + क्रैब एप्पल + चैरी प्लम + व्हाइट चेस्टनट) का मिश्रण बना दिया।

मामूली नुक्सान ने उसका दिमाग खराब कर दिया :

विक्रम – 18 साल – आठवीं क्लास में था। उसकी एक कॉपी गुम

हो गई थी तो इससे ही उसका मानसिक संतुलन बिगड़ गया। कई दिन रोता रहा। स्वभाव ही बदल गया। जल्दी ही गुस्सा आ जाता। मन में डर बैठ गया कि वह फिर भी और कॉपी खो सकता है। दिन-रात बैग में कापियां गिनता रहता। वैसे भी वह अपनी चीज़ को हाथ नहीं लगाने देता था। अपनी छोटी बहन को अपने खिलौने नहीं देता था। उसको (स्टार ऑफ बीथलैहम + इम्पेशेन्स) का मिश्रण दिया।

तीन हफ्ते बाद जब वह दोबारा दवाई लेने आया तो वह बिल्कुल बदल चुका था। उसके मन से पहले शॉक का असर हट चुका था। मन में कॉपी खो देने का डर भी नहीं रहा था।

उसके दूसरे नुस्खे में (व्हाइट चेस्टनट + चिकौरी + इम्पेशेन्स) दवाईयां डालीं।

हिन्दी विषय से अंग्रेजी विषय की तब्दीली का घोर परिणाम :

दिनेश अग्रवाल - 23 साल - रत्नगढ़ (राजस्थान) से दिल्ली इंजीनियरिंग कॉलेज में दाखिल हुआ। हिंदी विषय में वह बी०एस०सी० के इम्तिहान में बहुत अच्छे नम्बरों से पास हुआ था। अब अंग्रेजी विषय की पढ़ाई उसकी समझ में नहीं आ रही थी। अपनी क्लास में उसकी पोज़ीशन प्रति दिन कम होती गई और इसके साथ-साथ उसका आत्म-विश्वास भी कम होता गया। इम्तिहान में वह फेल हो गया और उदास हो गया। भविष्य का डर, दुविधा और ना-उम्मीदी ने आ घेरा। पढ़ाई में कोई दिलचस्पी न रही। दिमाग ने शारीरिक सुवमन की तरफ मोड़ खाया। सारा दिन हाथ ही धोता रहता। किसी की छोह बर्दाश्त न करता अगर किसी ने उसके कपड़ों को छू दिया तो कपड़ा धो देता।

इस अजीब अवस्था से निकालने के लिए उसको पहले 2 हफ्ते के लिए (गार्स + आलिव) का मिश्रण तीन बार रोज़ लेने के लिए दिया। उपरांत (व्हाइट चेस्टनट + क्रैब एप्पल + मिमुलस + स्कलथैन्स + लार्च) का मिश्रण दिया।

मल फंस गया :

राजबाला, मुजफ्फरपुर से अपने इलाज के लिए दिल्ली आई थी। उसको पिछले 1½ महीने से बुखार था। 103 से 105 दर्जे का बुखार हर वक्त रहता। मुंह सारा छालों से भरा था। कुछ भी खाने-पीने से लाचार था। नमक, मिर्च, मीठा, पानी भी लगता। कमज़ोरी हद से ज्यादा बिल्कुल हड्डियों का पिंजर।

अंग्रेजी इलाज डाक्टरों का फिर अस्पताल में, कहीं से खैर न मिली, दवाई से बुखार तोड़ देते। दो घंटे बाद फिर हो जाता। टाईफाइड बिगड़ चुका था। कब्ज़ बहुत थी। किसी दवाई से ठीक नहीं हो रही थी। उससे पूछा कि इस वक्त सब से बड़ी परेशानी क्या है – मुंह के छाले, कमज़ोरी, बुखार या कब्ज़ तो वह कहने लगी कि इसके मलद्वार में मल बुरी तरह फंसा हुआ था। वह कई बार ज़ोर लगा चुकी है। परन्तु किसी तरह निकलता ही नहीं। हर वक्त उसी तरफ ध्यान जाता है। (व्हाइट चेस्टनट + क्रैब एप्पल) का मिश्रण दिया। अगले दिन सूखा सड़ा हुआ निकला। दर्द बहुत हुई परन्तु अंदर चैन मिल गया।

अस्थमा का डर पड़ गया :

रेखा – 26 साल – को पिछले 16 साल से सांस की तकलीफ है। जब सांस अंदर की तरफ लेती है तो तकलीफ होती है। जब मौसम बदलता है या ठंड पड़ती है तो तकलीफ बढ़ जाती है। अंग्रेजी इलाज से तो फर्जी आराम आता है। होम्योपैथी के इलाज से आराम धीरे आ रहा था। इसलिए वह इलाज भी छोड़ चुकी थी।

पहले छाती में खारिश होती है। फिर दिल कच्चा होता है। फिर उल्टी आती है। कभी छाती में दर्द भी होता है। कभी बाईं तरफ में दर्द होता है। अब तो दर्द हर वक्त ही रहने लग पड़ा है। सांस की तकलीफ भी उसी तरह कायम है। रेखा अब तंग आ चुकी है। किसी तरह इससे जान छुड़ाना

चाहती थी। अब उसको यह भी डर लग गया कि कहीं यह पक्की अस्थमा की ही बीमारी न बन जाए।

उसको (व्हाइट चेस्टनट + वालनट + मिमुलस + क्रैब एप्पल) का मिश्रण बना दिया।

बांझ होने का रोस :

श्रीमती सुनीता धवन - 40 साल - को पिछले दस साल से गर्भ न ठहरा। इस लिए वह बहुत उदास थी। विवाह के पहले दस साल तो वह अपनी सुंदरता को कायम रखने के लिए उसने हर कोशिश की कि गर्भ न हो। अब जवानी ढलने पर आई और अपने आसपास अपनी सहेलियों के घर बच्चों की रौनक देखी और अपने घर के सूनेपन को नज़र मारे तो कलेजा मुंह को आता था। उसने बड़े डाक्टरों को दिखाया, टेस्ट भी करवाए परन्तु कोई दोष उसमें या उसके पति में न पाया गया। परन्तु गर्भ न ठहरा। जैसे-जैसे समय बीतता गया उसकी मायूसी बढ़ती जाए। वह उन औरतों की मिसाल देती जिनका पहला बच्चा 40 साल के बाद हुआ। वह भगवान को भी दोषी ठहरा रही थी कि वह उससे किनारा कर रहा है। अंदर से डर भी लगता था कि सारी उम्र बांझ ही नहीं रह जाए उसको (व्हाइट चेस्टनट + मिमुलस + इम्पेशन्स + जैनशियन + बिल्लो) का मिश्रण दिया।

मुश्किल चुनाव :

योगेश - 33 साल - ने अपना बचपन बहुत खुशी से बिताया। अकेला बेटा था। माता-पिता का बहुत प्यार मिला। वह 22 साल का था जब उसका पिता दिल के दौरे से गुज़र गया। उसको कॉलेज की पढ़ाई बीच में छोड़नी पड़ी और रोटी कमाने के लिए कड़ी मेहनत करनी पड़ी। अब जब वह अपनी घरेलू जिंदगी खुशी-खुशी व्यतीत कर रहा है - अच्छी नौकरी, अच्छी पत्नी एक डेढ़ साल की बच्ची और मां का प्यार भरा हाथ तो पत्नी ने आस्ट्रेलिया जा कर बसने का फैसला कर लिया। उसने अपना

वीज़ा भी बनवा लिया और हवाई जहाज़ का टिकट भी ले लिया है और वहां जा कर वह देखेगी कि वहां जाकर बसना लाभदायक होगा या नहीं।

योगेश बड़ी दुविधा में पड़ गया। वह बहुत परेशान है कि एक तरफ तो पत्नी की मन की इच्छा के मुताबिक वह एक अनिश्चित रोज़गार के लिए आस्ट्रेलिया जाए दूसरी तरफ वह अपनी बूढ़ी माता (विधवा) को यहां अकेला छोड़े, अपनी अच्छी नौकरी और संतुष्ट जिंदगी से दूर जाए। हर वक्त इन ख्यालें में फंसा चुपचाप अपना दु:ख झेल रहा था। (व्हाइट चेस्टनट + स्कलरेन्थस + एग्रीमनी + मिमुलस) का मिश्रण दिया।

उसको लिखने की ऐलर्जी थी :

जगदीप सिंह - 7 साल - पढ़ाई में होशियार था परन्तु उसको लिखने की एलर्जी थी। मुंह ज़बानी सबक सुन लेता, याद कर लेता फिर सुना भी देता। परन्तु लिखाई न करता। न घर का काम लिख के लाता न ही लिख के ले जाता।

स्कूल में मास्टर ने कह दिया था कि चाहे वो कितना ही लायक हो अगर वह पेपर पर लिखेगा नहीं। वह पास नहीं हो सकेगा। उसकी रूचि सिर्फ हिसाब में थी, वो यह विषय लिख भी लेता, पढ़ भी लेता था, और किसी मज़बून में न तो उसको कोई शौक था न पड़ता न लिखता। वैसे अपने मतलब का पक्का था किसी को अपनी चीज़ नहीं देता था मन में यह भी डर था कि अगर पास न हुआ तो मार पड़ेगी।

उसको (चेस्टनट बड + मिमुलस + ऑलिव + चिकौरी) का मिश्रण बना दिया।

वह 30 साल तक अपनी शख्सीयत न ढूंढ सका :

डाक्टर वोहरा पिछले 30 साल से बैच फ्लावर रैमेडीज से प्रेक्टिस कर रहे थे। इस दौरान उन्होंने हजारों रोगियों की शख्सीयत को परख करके

उनकी ठीक दवाई दी। और रोगियों की विपरीत रूचियों को समाप्त करके उनकी शख्सीयत बदल दी। परन्तु अपनी शख्सीयत के अनुकूल ऋण पक्ष के अनुसार दवाई न ढूंढ सका। एक दिन वह अपनी ही लिखी बैच फ्लावर रैमेडीज़ अंग्रेजी का अनुवाद हिंदी में करवा रहा था। जब सारी दवाइयों के ऋण पक्ष बताने के साथ यह बताया कि जब दवाई देने के साथ ऋण पक्ष दूर हो जाए तो मनुष्य का स्वभाव कैसा हो जाता है तो उसका ध्यान 'वाईन' रैमेडी की तरफ गया। "वह स्वभाव जिसमें वह सारे श्रेष्ठ गुण मौजूद हों जो एक उत्तम लीडर में होने चाहिए। परन्तु जब यही सारे गुण वह निजी लाभ के लिए प्रयोग किए तो वह डिक्टेटर बन जाता है।" डा० वोहरा ने यह गुण जनता की सेवा में लगाए और उसकी शख्सीयत 'वाईन' स्वभाव की निश्चित हो गई।

सारी तकलीफें शादी के बाद शुरू हुई :

पूजा गंभीर - 27 साल - बहुत दुःखी थी। पेट खराब रहता। कुछ भी खाती तो पाखाना आ जाती। दूध हजम न होता। दिन में 5-6 बार पाखाना जाना पड़ता। पेट में मरोड़ पड़ते। 6 साल उसकी शादी को हुए तब से ही उसको यह शारीरिक रोग चिपके। कंवारी होते हुए तो उसका सिर भी कभी दर्द नहीं हुआ था।

चलते-फिरते तो कुछ ठीक रहती परन्तु जब बैठे तो आलस और दर्द शुरू हो जाता। अंग्रेजी इलाज से कोई आराम नहीं आया। और न ही किसी टेस्ट में उसकी तकलीफ का कोई कारण मिला। वह इलाज से ऊब गई थी, जल्दी से जल्दी ठीक होना चाहती थी। बहुत कमज़ोरी महसूस करती थी। हर वक्त बीमारी की तरफ ध्यान और भविष्य का डर रहता था। पहले एक खुराक सिफलाईनम-1एम दी क्योंकि उसकी बीमारी शादी के बाद ही शुरू हुई थी।

(व्हाइट चेस्टनट + मिमुलस + इम्पेशेन्स + आलिव) चार दवाइयों का मिश्रण बना दिया।

पान-मसाले की आदत लग गई :

बृज मोहन सिंह - 39 साल - को पिछले 15 साल से पान-मसाले की आदत पड़ी हुई थी। अब वह इस आदत से जान छुड़ाना चाहता था। ऐलोपैथी और होम्योपैथी उसकी कोई सहायता न कर पाईं। फिर उसने अपने दिल को पक्का कर अपने आप इसको छोड़ने की कोशिश की और इसमें सफलता भी पाई कुछ दिनों के लिए तो उसने यह नशा छोड़ा परन्तु फिर शुरू कर दिया।

अब जब उसके मुंह में दाने हो गए, शरीर में दर्द शुरू हो गया, कमजोरी महसूस हुई, रात को नींद नहीं आती, किसी बात का फैसला न कर पाता - दुविधा का शिकार हो गया और उसके साथ का एक साथी मुंह के कैंसर से मर गया तो दौड़ा अपने इलाज के लिए। उसको (व्हाइट चेस्टनट + मिमुलस + लार्च + स्कलरेन्थस + वालनट) का मिश्रण दिया।

एक दम याद खो गई :

मिस्टर पाल - 81 साल - कालेज में प्रौफेसर था। और कई किताबों का लेखक था। पिछले हफ्ते बिना किसी कारण के उनकी याददाश्त एकदम खो गई। हालत यह हो गई कि वह अपनी लिखी किताब देख के पत्नी से पूछता कि यह किताब किसने लिखी है। उसकी पत्नी ने बताया कि प्रौफेसर में बचपन से ही आत्म-विश्वास की कमी है परन्तु उसमें बिल्कुल भी आत्म-विश्वास नहीं रहा। दूसरे वह बिल्कुल भी अपनी बीवी का विश्वास नहीं करता - यहां तक कि अगर वह रसोई में खाना बनाने के लिए जाए तो पीछे-पीछे रसोई में जा पहुंचता है। दो किताबें आधी लिखी उसकी मेज पर पड़ी हैं वह पूरी नहीं कर सकता। वह अपनी याद के खो जाने से डरता भी है और उसकी वापसी की याचना भी करता है।

उसको (लार्च + आलिव + मिमुलस + चिकौरी) का मिश्रण दिया।

अस्पताल के विशेष देखभाल के कमरे में घबराहट :

मनजीत सिंह – 54 साल – को छाती में दर्द हुआ। ई०सी०जी० ठीक थी। डाक्टर ने दवाई दे के घर भेज दिया। दो बार फिर वही कहानी दोहराई गई। जब चौथी बार यही तकलीफ हुई तो गंगा राम अस्पताल में पूरी जांच करने पर पता लगा कि दिल को खून पहुंचाने वाली नाड़ी 70% बंद हो गई है। दूसरी नाड़ी (By Pass Surgery) लगा दी। आप्रेशन करने वाला डाक्टर तो 4 दिन के लिए दूसरे मुल्क में चला गया और मरीज़ को (I.C.U.) में रखा गया।

उसकी मानसिक हालत को ठीक करने के लिए पहले तो रैस्कयू दवाई दी ताकि मानसिक शॉक जो उसको लगा जब उसको पहली बार पता लगा कि उसकी लहू की नाड़ी 70% बंद है फिर उसको अपनी बीमारी का डर, अपने बच्चों और बीवी का फिक्र जो हर वक्त दिमाग को परेशान कर रहा था। उसके लिए (व्हाइट चेस्टनट + मिमुलस + रैड चेस्टनट) का मिश्रण बना दिया।

एक मैगज़ीन की कहानी ने उसकी जिंदगी बदल दी :

सरोज – 26 साल – बड़ी उदासीनता की हालत में मेरे पास आई। उसकी तकलीफ तब से शुरू हुई जब उसने एक मैगज़ीन में एक कन्या के बलात्कार होने की कहानी पढ़ी। वह कहानी तो उसके दिमाग में इतनी गहरी रच गई कि हर वक्त उसका सोचती। अपने आप को दोषी ठहराती कि उसने पिक्चर देखी ही क्यों। वह अंतर-मुखी हो गई। बाहर खुल के किसी से बात ही न कर पाए। हर वक्त गुमसुम रहती। जब कभी अकेली बैठती तो अचानक दिल की धड़कन तेज़ हो जाती, पसीना आ जाता, विपरीत हो गई।

उसके लिए (व्हाइट चेस्टनट + पाईन + ऐस्पन + मिमुलस + जैनशियन) का मिश्रण बना दिया।

उसका रोना बंद ही नहीं होता :

उर्मिला रानी - 52 साल - को पिछले 7 दिन से योनि में से खून आ रहा था। जिससे वह बहुत कमजोर हो गई थी। अस्पताल में पता लगा कि गर्भाशय में मांस बढ़ गया (Fissoid) है और उसको निकलवाने के लिए आप्रेशन का सुझाव दिया गया। यह तकलीफ तो पिछले 25 साल से थी। परन्तु सफेद पानी पड़ता था जो बहुत बदबूदार था। हाई ब्लड प्रेशर को काबू में रखने के लिए वह अंग्रेजी दवाई खा रही थी। कुछ वज़न अपने कंधों पर महसूस करती थी और यह सोचती थी कि उसका सारा शरीर खेरू-खेरू हो रहा है। घर के काम-काज में हाथ बंटाने वाला कोई नहीं था। डाक्टरों के लंबे इलाज से तंग आ चुकी थी। अपना गम किसी से बांटती नहीं थी। अकेली अंदर ही अंदर घुलती जा रही थी। चुपचाप अपना दुःख सहती थी। भविष्य का डर लगता था। गर्भाशय का आप्रेशन करवाना नहीं चाहती थी। बस रोए जाती थी। उसको (व्हाइट चेस्टनट + वालनट + मिमुलस + क्रैब एप्पल + एग्रीमनी) का मिश्रण दिया।

जब क्रैब एप्पल असफल रही :

मिस मल्होत्रा - 21 साल - का मंगेतर एक दुर्घटना में मर गया। यह दुःख उसने दिल से लगा लिया और समझो अपनी जिंदगी का रहना-सहना, हंसना-खेलना, खाना-पीना, बोलना-सुनना मतलब जिंदगी के सारे क्रिया क्रमों से अलगरज हो गई। जब कोई दिलासा दे तो और रोती। माहवारी की उसको पुरानी तकलीफ थी, दो-दो महीने का अंतर पड़ जाता। मंगेतर के मरने के बाद उसके मन में एक भय पैदा हो गया। हर वक्त वह सोचती कि अब कोई और मुसीबत आने वाली है। उसको (व्हाइट चेस्टनट + वालनट + क्रैब एप्पल + ऐस्पन) का मिश्रण दिया। परन्तु क्रैब एप्पल उसके मंगेतर की याद न हटा सकी। यह याद इस तरह उसके मन से चिपकी हुई थी कि वह उसको हटाना ही नहीं चाहती थी। जब किसी चीज़ से इतना लगाव हो कि मनुष्य उसका बिछुड़ना सह न सके और बिछुड़ने पर रोए तब

चिकौरी की तरफ ध्यान जाता है। पहले नुस्खे में चिकौरी और मिला दी तो दवाई का असर होने लग पड़ा।

वह अकेला रहना चाहती थी :

शशी बाला - 43 साल - कुंवारी थी। शादी इसलिए न की कि संभोग से डर लगता था। और परिवार की जिम्मेदारियों से बचना चाहती थी। बहुत सफाई पसंद थी, किसी तरह की गिलानी से बहुत घृणा थी। आर्टिस्ट थी, भीड़ में दम घुटता था। कार रखी हुई थी, कार चलाने का लाइसेंस भी था परन्तु कार चलाने से डरती थी। बसों में जाती थी।

बूढ़ी मां के साथ रहती थी। अंधेरे और अकेलेपन से डर लगता था। अब जब यह ख्याल आता कि मां के गुज़र जाने के बाद वह अकेली हो जाएगी तो डर भी लगता और अपना आत्म-विश्वास भी कम होता। दिखाई देता तो सोचती कि जिंदगी का साथी होता तो यह डर न रहते। अब भी यही चाहती कि यह डर न रहे। और उसका आत्म-विश्वास वापिस आ जाए तो वह अकेले ही जीवन व्यतीत करना चाहती थी। एक मनोचिकित्सक (Psychiatrist) के पास गई तो उसने पैसे तो बहुत लिए परन्तु दवाइयों से उसका दिमाग सुन्न कर दिया। अब उसका वज़न भी बढ़ रहा है। और बाजू पर कुछ मांस भी बढ़ गया है। जिनसे वह जान छुड़ाना चाहती है। (व्हाइट चेस्टनट + मिमुलस + ऐस्पन + क्रैब एप्पल + लार्च) का नुस्खा दिया।

एक ही इंजैक्शन से उसकी उल्टियां तो बंद हो गई परन्तु... :

श्रीमती अमृत कौर की उल्टियां जब किसी दवाई से बंद न हुईं तो ऐलोपैथिक डाक्टर के एक ही इंजैक्शन से उल्टियां तो बंद हो गई परन्तु उसके परिणाम बहुत दु:खदायक साबित हुए।

उसको चक्कर आते और अपने आस-पास सभी चीज़ें घूमती नज़र आती। टांगे सुन्न हो गई मानों उसमें जान ही नहीं रही हो। गुसलखाने तक पहुंचने के लिए भी किसी का सहारा मांगती। फिर भी चलते वक्त डोलती।

डाक्टर के पास जाने के लिए तो वह बिल्कुल तैयार नहीं थी। इन चार दवाइयों का मिश्रण दिया :

(1) स्कलरेन्थस (अस्थिर चाल)

(2) मिमुलस (गिरने का डर)

(3) वाईलड रोज़ (टांगों में जान नहीं)

(4) क्रैब एप्पल (तकलीफों से छुटकारा पाने की इच्छा)

बच्चे ने रास्ता दिखाया :

बीवी पूर्णिमा अपने 5½ साल के बच्चे से बहुत खुश थी। पिछले संस्कारों के आधार पर बच्चे को छोटे स्वामी जी कहते थे क्योंकि एक योगी जो चोला छोड़ते वक्त यह निशान दे गए थे कि इस शरीर (बच्चे) में वह प्रगट होंगे। बच्चे ने माता को कहा कि मेरे साथ दूसरे कमरे में चल कर खेलो। बीवी पूर्णिमा ने अपनी मजबूरी बताई कि वह आज बहुत थकी हुई है। बच्चे ने कहा, "दो मिनट रूको।" साथ वाले कमरे में से वापिस आकर प्याली में दवाई ला के पिला दी और दो मिनट में माता की थकावट दूर हो गई। माता के पूछने पर छोटे स्वामी जी ने बताया कि पानी में दो बूंद 'आलिव' के डाल कर दवाई बनाई थी।

जब रैस्क्यू भी आराम न दे सकी :

श्रीमती पी० सरस्वती एक लेखक थी जो समाज में हो रही कुरीतियों को स्पष्ट कर रही थी। उसकी कलम में ज़ोर था और वह बहुत निडरता से विरोधियों के तरले और फिर धमकियों से प्रभावित न हुई और उनके कुकर्मों का कच्चा-चिट्ठा खोलती चली गई।

हरियाणा के एक गांव में उसने भाषण दिया तो विरोधियों ने उसको मारने की नीयत से कई गुण्डे तैयार किए जो लाठियां लेकर उसकी वापसी के रास्ते में उसका इंतजार कर रहे थे। किसी भले-पुरुष ने उसको दूसरे रास्ते से वापिस भेज दिया।

फिर उसके भोजन में ज़हर मिला दिया गया तब भी वक्त पर डाक्टर पहुंच गया और वह बच गई। आखिर में उसके छापेखाने को ही आग लगा दी गई। तब वह टूट गई। दिमाग ने काम करना छोड़ दिया। रैसक्यू भी आराम न दे सकी। दिमाग की इस दशा से वह परेशान थी तब उसने सबब से 'ऐलम' दवाई के मुतालिक यह पड़ा, "Weaker moments in a strong personality". उसने ऐलम दवाई लेनी शुरू कर दी और वह फिर तैयार-बर-तैयार हो गई।

आम तकलीफों का वर्णन - उसकी दवाई

1. मेरा बच्चा कुछ नहीं खाता, उसको भूख नहीं लगती (टॉफियां खा लेता है, रोटी की भूख नहीं लगती) ... विललो
2. मेरा बड़ा बेटा, छोटी बहन को अपने खिलौनों को हाथ नहीं लगाने देता ... चिकौरी
3. बच्चा हर वक्त मां से चिपका रहता, थोड़ा बिछुड़ना भी नहीं बर्दाश्त करता ... चिकौरी
4. बच्चा रात सोते हुए एक दम चीखना शुरू कर देता है। रोता है .. 1. रैसक्यू 2. ऐस्पन
5. मैं लॉकर की चाबी मेज़ पर भूल गया। बैंक पहुंच कर याद आया ... स्कलरेन्थस
6. बच्चा रोए जाता है, किसी तरह चुप नहीं करता ... रैसक्यू
7. कभी-कभी कोई काम करते वक्त मेरा दिमाग सुन्न हो जाता है, वह काम भी भूल जाता है ... व्हाइट चेस्टनट
8. ढ़ील मुझ से बर्दाश्त नहीं होती ... इम्पेशेन्स
9. मुझे पूरा ठीक होने में कितना समय लग जाएगा ... इम्पेशेन्स
10. उसको हर वक्त जल्दी मची रहती है, गाड़ी के टाइम से दो घंटे पहले स्टेशन पर जा पहुंचता है ... इम्पेशेन्स
11. वह कभी भी किसी काम के समय पर नहीं पहुंचता, सदा लेट होता है ... स्कलरेन्थस

12. इम्तिहान देते वक्त मुझे ठीक जवाब वक्त पर याद नहीं आता, बाद में याद आता है ... स्कलरेन्थस
13. मुझे बार-बार करने जाने ने दु:खी कर दिया है ... चैरी प्लम
14. इम्तिहान देने से पहले उसको कुछ न कुछ हो जाता है ... मिमुलस
15. वह बड़ी जल्दी घबरा जाता है ... ऐस्पन
16. वह रात सो नहीं सकता। उसके मित्र की लाश का दृश्य उसकी आँखों के आगे से नहीं हटता ... व्हाइट चेस्टनट
17. रात उसको नींद नहीं आती, ख्यालों की लड़ी टूटती ही नहीं, कभी ख्याल, कभी कोई ख्याल ... स्कलरेन्थस
18. बार-बार वही ख्याल उसको परेशान करते हैं। बेचारा सो नहीं सकता ... व्हाइट चेस्टनट
19. डाक्टर साहिब यह मेरे चेहरे के दाग दूर करो, बुरे लगते हैं ... क्रैब एप्पल
20. सुबह सैर करते कभी-कभी मुझे एक दम पसीना आ जाता है। कभी दिल की धड़कन तेज़ हो जाती है, बिना किसी कारण के ... ऐस्पन
21. मुझे पिछले हफ्ते थूजा दवाई की एक खुराक दी गई थी परन्तु अभी मस्से कायम हैं ... इम्पेशेन्स
22. जब से बच्चे ने अपने पिता का कत्ल डाकूओं के हाथों देखा वह हर वक्त सहमा हुआ ही दिखता है ... स्टार ऑफ बैथलैहम और रॉक रोज़
23. क्रोध में मैंने बच्चे को मुक्का तो मार दिया परन्तु उसका पछतावा मुझे धीरे-धीरे खा रहा है ... पाईन
24. बिना पूरा पता लेने के मैंने इतने बड़े शहर में एक व्यक्ति की भाल शुरू कर दी और अब थक-टूट गया हूं ... ओक

25. मैं अपने साहिब को नहीं मिल सकता। अगर एक कदम आगे की तरफ रखता हूं तो दो कदम पीछे की तरफ जाता है ... लार्च
26. उसने कभी शिकायत नहीं की, अपना दुःख चुप-चाप सहती जाती है ... ऐग्रीमनी
27. यह रोज़-रोज़ के एक ही काम से मैं ऊब गया हूं ... आलिव
28. मुझे ऐसे लगता है कि कुछ होने वाला है जैसे कोई नई मुसीबत आने वाली है ... ऐस्पन
29. मैं जब भी शाम को या रात को अकेला होता हूं मेरा डर बढ़ जाता है ... ऐस्पन
30. वह किसी कीमत पर भी दलीलबाजी से बचना चाहता है ... ऐग्रीमनी
31. वह सिवाए नुक्ताचीनी के और कुछ नहीं जानता। उसको दूसरों की सिर्फ गल्तियां ही दिखती है कोई गुण नहीं दिखता ... बीच
32. वह किसी को इंकार कर ही नहीं सकता ... सैन्टोरी
33. उसका बुखार तो टूट गया परन्तु पीछे रह गई खांसी नहीं जाती ... सैन्टोरी
34. मुझे ऐसा लगता है मैं पागल हो जाऊंगा ... चैरी प्लम
35. वह ठीक हो नहीं सकता। वही गलती बार-बार करता है ... चेस्टनट बड़
36. वह दूसरों की सेवा तो बढ़-चढ़ के करती है परन्तु उसमें उसका स्वार्थ छुपा होता है ... चिकौरी
37. मैं कुछ स्वस्थ नहीं लगता ... हार्न बीम
38. मैं सुबह उठता हूं तो ताज़ा महसूस नहीं करता ... हार्न बीम
39. वह तो हवा में ही किले उसारता रहता है ... कलिमिटिस
40. मुझे ऐसा लगता है जैसे मेरी टांगों से किसी ने दो मन वज़न बांध दिया है ... क्रैब एप्पल

41. वह सारा दिन बार-बार हाथ ही धोता रहता है ... क्रैब एप्पल
42. मैं इतने मरीज़ों को एक घंटे में कैसे देख सकता हूं ... ऐलम
43. उसको बैच फ्लावर रैमेडीज़ का अच्छा भला आराम आ रहा था फिर कुछ काम ढीला पड़ गया है ... जैनशियन
44. वह हर वक्त सूजा ही रहता है, कभी उसके चेहरे पर मुस्कान नहीं देखी ... जैनशियन
45. यह उसकी आदत है कोई इलाज लग के नहीं करता, आराम आता भी हो तो बीच में दवाई बंद कर देता है ... जैनशियन
46. वह बहुत आलसी है, सुबह उठ भी जाए तो भी बिस्तर नहीं छोड़ती ... हार्न बीम
47. वह हर वक्त लेटा ही रहता है। उठने की हिम्मत ही नहीं करता ... हार्न बीम
48. बच्चा बाहर गया है, पीछे घर की याद सताती है ... हनीसकल
49. वह बड़ा स्वार्थी है, उसकी हर नेकी में भी स्वार्थ छुपा होता है .. चिकौरी
50. वह बहुत गहन गंभीर है। उसके अंदर गम का तूफ़ान भी मच रहा हो तब भी उसका चेहरा शीतल और शांत ही दिखाई देता है ... विललो
51. वह हर वक्त ही जला-भुना रहता है। कभी उसके चेहरे पर मुस्कान नहीं आती ... विललो
52. दिन में तो वह हंसता-खेलता रहता। बहुत खुश लगता परन्तु रात को सिरहाने में मुंह दे के रोता है ... ऐग्रीमनी
53. वह अच्छा भला स्वस्थ है फिर भी हर वक्त टॉनिक (Tonic) की तलाश में रहता है ... हार्न बीम
54. उसको अपने पर्स में कोई कंट्रोल नहीं जब चीज़ें खरीदना शुरू करती तो खरीदती चली जाती चाहे पर्स में पैसे हों या नहीं ...चैरी प्लम

55. उसके अंदर तो मानो दिल है ही नहीं न हमदर्दी न तरस ...बीच

56. वह कोई काम करते वक्त सोचता नहीं, मन की इच्छा के आधार पर काम करता है ... चैरी प्लम

57. उसने आत्म-हत्या करने की कोशिश की ... चैरी प्लम

58. वह हवाई जहाज़ में पैर रखे बिना ही हवा में उड़ना चाहता है। बिना कोशिश किए सब कुछ हासिल करना चाहता है ... क्लीमेटिस

59. वह लाटरी निकलने से पहले ही खर्च की सारी स्कीम तैयार कर लेता है ... क्लीमेटिस

60. वह अपने अतीत से अभी तक पीछा नहीं छुड़ा सका। पुरानी यादों में खोया रहता है ... हनीसकल

61. उसको यह समझ ही नहीं आती कि उसको क्या चाहिए ... स्कलरेन्थस

62. जब उसके पास से कोई गलती हो जाए तो वह अपने आप को नहीं बख्शता। कड़ी से कड़ी सज़ा अपने आप को देता है ...वाटर बायलट

63. मेरी घुंडनी की हड्डी में दर्द है। इसको 10 साल हो गए हैं अब तो मुझे इस दर्द को सहने की आदत हो गई है ... गार्स

64. कई बार मेरी हथेलियों में बिना कारण एक दम पसीना आ जाता ... ऐस्पन

65. वह इतना आलसी है। कोई काम कर के राज़ी ही नहीं रहता ... हार्न बीम

66. मेरी निचली टांगों में तो जैसे जान ही नहीं है ... वाईल्ड रोज़

67. हमारे घर में कोई नौकर नहीं टिकता, मेरी पत्नी को किसी का काम पसंद नहीं आता ... क्रैब एप्पल

68. डाक्टर साहिब, मुझे कोई ऐसी दवाई दो ताकि मैं जो पढ़ूं वह याद रख सकूं ... हार्न बीम + आलिव

69. मेरी पत्नी के देहांत के बाद मुझे किसी चीज़ में दिलचस्पी नहीं रही। जिंदगी का कोई मनोरथ ही नहीं रहा ... वाईल्ड रोज़

70. बैठे-बिठाए बिना कारण के उस पर उदासी छा जाती है ... मसटर्ड

71. दादी ने जब भी अपनी कोई बात मनवानी होती तो बीमारी का बहाना लगा लेती है ... चिकौरी

72. वह जब भी डिस्पेंसरी आता है, कोई नई शिकायत लाता है, पहली तकलीफ का जिक्र ही नहीं करता ... विललो

73. वह पिछली की हुई भूलों पर पछताता रहता है ... पाईन

74. वह बहुत लालची है ... चिकौरी

75. अगर वह अपने इलाज में आराम होने की गति में थोड़ी सी कमी महसूस करे तो उदास हो जाता है ... जैनशियन

76. मुझे साहिब ने ऐसे ही डांट दिया और मैं बोल न पाया ... सैन्टोरी

77. वह शरीर के अंग-अंग में दर्द महसूस करता है ... चिकौरी

78. बिना किसी कारण के उसने अपने काम में दिलचस्पी लेनी छोड़ दी ... क्लीमेटिस

79. वह हर वक्त रूठा ही रहता है ... विललो

80. उसको देखते ही मेरा खून खौलना शुरू हो जाता है ... हाली

81. वह अपने निजी मामले में किसी की सलाह नहीं चाहता ... वाटर वायलट

82. दिल करता है कहीं बाहर चले जाए या रोज़ का नियम अच्छा नहीं लगता ... विललो

83. मैं आज नहीं तेरे साथ खेल सकता, मैं थक गया हूं ... आलिव

84. उसने सारी उम्र बहुत मुश्किलों का सामना किया और विजय पाई, पर अब वह ऊब गया लगता है ... ऐलम

85. वह कोई काम टिक कर नहीं कर सकता ... आलिव

86. वह बहुत जिद्दी है। अपनी जिद्द नहीं छोड़ता चाहे कुछ नुकसान हो जाए ... ओक

87. वह किसी वाद-विवाद में नहीं पड़ना चाहता ... ऐग्रीमनी

88. वह कोई बेतरतीबी नहीं बर्दाश्त कर सकता ... बीच

89. वह अपने मतलब का बहुत पक्का है ... चिकौरी

सूची